J.-U. Müller · H. Burchert · M. R. Gaab
(Hrsg.)

W0232548

Medizinische Telekommunikation

Anleitung für alle Fachrichtungen

Mit 29 Abbildungen

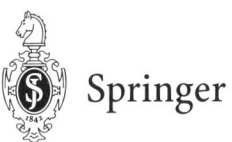

Springer

Prof. Dr. med. habil. Michael Robert Gaab
Dr. med. Jan-Uwe Müller
Universität Greifswald
Klinik und Poliklinik für Neurochirurgie
Ferdinand-Sauerbruch-Str. BH I
17489 Greifswald

Dr. rer. pol. Heiko Burchert
Universität Greifswald
Rechts- und Staatswissenschaftliche Fakultät
Friedrich-Loeffler-Str. 70
17489 Greifswald

ISBN 3-540-65204-3
Springer-Verlag Berlin Heidelberg NewYork

Die Deutsche Bibliothek – CIP-Einheitsaufnahme
J.-U. Müller, H. Burchert und M. R. Gaab: Medizinische Telekommunikation:
Beispiel Neurochirurgie / Berlin ; Heidelberg ; New York ; Barcelona ; Budapest ;
London ; Mailand ; Paris ; Santa Clara ; Singapur ; Tokio : Springer, 1999
   ISBN 3-540-65204-3

© Springer-Verlag Berlin Heidelberg 1999
Printed in Germany

Umschlaggestaltung: de'blik, Berlin
Herstellung: R. Münzenmayer, Heidelberg
Satz und Abbildungen: RTS, Wiesenbach b. Heidelberg

SPIN 10698758   81/3135 - 5 4 3 2 1 0
Gedruckt auf säurefreiem Papier

Grußwort

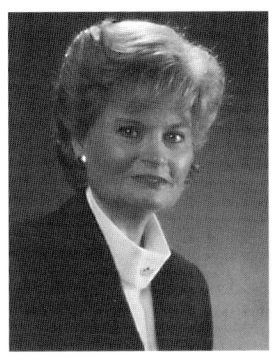

Liebe Leserinnen und Leser,

in diesem Buch sind die Ergebnisse des Projektes „Medizinische Telekommunikation: Beispiel Neurochirurgie" zusammengestellt, das vom KURATORIUM ZNS für Unfallverletzte mit Schäden des zentralen Nervensystems e.V. gefördert wurde.

Das KURATORIUM ZNS verfolgt entsprechend seiner Satzung das Ziel, durch Verbesserung der neurologischen Rehabilitation die Wiedereingliederung schädelhirnverletzter Unfallopfer in Familie, Schule, Beruf und Gesellschaft zu erleichtern. Dazu unterstützen wir bestehende Rehabilitationseinrichtungen bei der Beschaffung dringend benötigter diagnostischer und therapeutischer Geräte, betreiben eine Vermittlungsstelle für Rehabiliationsplätze und fördern Wissenschaft und Forschung zur Entwicklung und Erprobung neuer und effektiverer Neurorehabilitationsverfahren.

Im Rahmen dieser Aufgabenstellung finanziert das KURATORIUM ZNS unter Berücksichtigung des verfügbaren Spendenaufkommens Projekte im Bereich der Neurorehabilitation zur

- Verbesserung der Diagnostik und Therapie
- Optimierung der Rehabilitationsabläufe
- effektiveren Nutzung vorhandener Kapazitäten
- Entwicklung neuer Rehabilitationsverfahren

Mit der Wiedervereinigung stellte sich in den neuen Bundesländern die Frage, wie die neurochirurgischen Kliniken mit der vorhandenen

Operations-, Intensivbetten- und Transport-Kapazität die Patientenversorgung sicherstellen konnten. Zur Lösung dieser Aufgabe wurden
die Möglichkeiten der Telekommunikation gewählt, erfolgreich durch
die neurochirurgische Klinik der Ernst-Moritz-Arndt-Universität
Greifswald erprobt und flächendeckend in Mecklenburg-Vorpommern, Brandenburg, Berlin und Thüringen mit großem Erfolg zum
Wohle der Patienten eingesetzt.

Wir hoffen, daß dieser Bericht Entscheidungsträger in Ministerien,
Ämtern und Behörden sowie im Klinikmanagement und bei Kosten-
trägern positiv beeinflussen wird und zur weiteren Verbreitung der
Telekommunikation in der medizinischen Versorgung beitragen wird.

Hannelore Kohl
Präsidentin des KURATORIUMS ZNS

Vorwort

Die Medizin teilt sich in immer weitere Spezialdisziplinen und Subspezialitäten; auch in größeren Kliniken ist dieses Spezialwissen kaum mehr gebündelt vorzuhalten. Besonders teure Spezialeinrichtungen – wie die Neurochirurgie – können nicht flächendeckend zur Verfügung gestellt werden, obgleich sie bei Notfällen akut erforderlich sind. Wunsch und Notwendigkeit stoßen bei den kaum mehr von der Solidargemeinschaft zu tragenden Kosten des Gesundheitswesen hier an ihre Grenzen.

Es müssen daher kostengünstige Alternativen gesucht werden, die qualifiziertes Expertenwissen überall rasch verfügbar machen, möglichst nicht nur für Notfälle, sondern auch zur qualifizierten diagnostischen Beratung und zur Therapieführung schwer verlegbarer Patienten. Als ideales Instrument hierzu erweist sich die medizinische Bildkommunikation, die in Anbetracht der high-tech-Entwicklung der Medizin seit den 70er Jahren erstaunlich spät Eingang in die medizinische Praxis findet. Schon unsere ersten Pilotversuche, beginnend in Hannover, ergaben noch mit dem alten analogen Telefonnetz überzeugende Ergebnisse mit unmittelbarem Nutzen für eine verbesserte Patientenversorgung bei gleichzeitiger Kosteneinsparung. Mit dem ISDN-Netz gelingt heute eine perfekte Übertragung der nicht nur für die Neurochirurgie, sondern für viele Fachdisziplinen entscheidungswichtigen modernen Schnittbilddiagnostik (CT, MRT) und digitaler Röntgen- und Angiographieaufnahmen, auch eine nur wenig qualitätsgeminderte Bewegtbildübertragung ist möglich. Da-

durch kann neben der Übertragung statischer und dynamischer diagnostischer Bilddaten auch zunehmend ein direktes persönliches Be-
ratungsverhältnis mit anfragenden Ärzten, mit Patienten und deren
Angehörigen hergestellt werden.

Dank der Unterstützung durch das Kuratorium ZNS konnte ein
flächendeckendes Bildkommunikationssystem in Mecklenburg-Vorpommern eingerichtet werden; nur damit ließ sich die akute Notsi-
tuation in diesem Land besonders in der neurochirurgischen Versorgung ab 1992 überwinden. Die flächendeckende, immer weiter mo-
dernisierte und ausgeweitete Telekommunikation wurde inzwischen
zum täglichen Standard nicht nur in der Notfallberatung, sondern
auch der diagnostischen und therapeutischen Routine. Waren an-
fangs nur größere Krankenhäuser mit Neurochirurgie-relevanten
Notaufnahmen oder Spezialdisziplinen – wie Neurologie – unsere
Partner, so dehnt sich das Netz heute zunehmend nicht nur auf alle
kleineren Krankenhäuser, sondern auch auf radiologische Praxen und
zu niedergelassenen neurologischen Kollegen aus.

Das Projekt wurde von vornherein prospektiv von uns wissen-
schaftlich ausgewertet, wobei wir entsprechend der interfakultären
Ausrichtung unserer Universität mit Schwerpunkt Community Medicine besonders unserer Rechts- und Staatswissenschaftlichen Fakultät dankbar sind: Erstmals konnte mit einer betriebswirtschaftli-
chen Analyse ein Kosten-Nutzen-Verhältnis exakt herausgearbeitet
und damit Empfehlungen für die bundesweite Entwicklung eines medizinischen Telekommunikationssystems abgeleitet werden. Wir hoffen, daß diese Monographie möglichst weite Verbreitung findet, auch
bei den verantwortlichen Politikern, Ministerien und den Kostenträ-
gern.

Greifswald, im Februar 1999

Univ.-Prof. Dr. med. habil. Michael R. Gaab
Ärztlicher Direktor des Universitäts-Klinikums
Direktor der Klinik und Poliklinik für Neurochirurgie

Inhaltsverzeichnis

Abbildungsverzeichnis
(ohne klinische Fallbeispiele)

Tabellenverzeichnis

1 Entwicklung der medizinischen Telekommunikation

1.1 Historische Entwicklung

Die heutige, zunehmend diskutierte Telekommunikation in der Medizin blickt bereits auf eine fast vierzigjährige Entwicklung zurück. Pionierarbeit leistete der Kanadier Jutra (31), der schon 1959 Hospitäler in Montreal über eine Entfernung von fünf Meilen durch ein Teleradiologiesystem verband. Es bestand aus einem kabelgestützten TV-System zur Übertragung von Röntgenbildern. Schon zu diesem Zeitpunkt sah er in der Teleradiologie ein effizientes und ökonomisches Mittel zum Austausch von Informationen über Röntgenbilder. Im selben Jahr schuf Wittson (61) den ersten Vorläufer einer Videokonferenz. Um eine engere Anbindung der Psychiatrie an andere Disziplinen zu erreichen, wurden aus seiner psychiatrischen Klinik Patientenvorstellungen in andere Einrichtungen der University of the Nebraska College of Medicine übertragen.

In den 60er Jahren folgten diesen beiden Projekten eine Reihe weiterer Arbeiten, die eine weite Spanne von klinischen Konsultationen über direkte Patientenbetreuung, Management und administrative Aufgaben bis zur Weiterbildung beinhalteten. Hier nur eine kurze, unvollständige Zusammenfassung herausragender Projekte (vgl. Tab. 1.1).

Für mehr als sechs Jahre bestand die von Wittson im Jahre 1959 eingerichtete Verbindung zwischen dem isolierten Norfolk State Hos-

Tabelle 1.1: Entwicklung der Teleradiologie – Technik und Einsatz aus ausgewählten
Publikationen

Autor	Publi-kation	technisches Verfahren	Einsatzgebiet
Jutra (31)	1959	Breitband-TV (kabelgestützt)	Radiologie
Wittson (61)	1961	Breitband-TV (kabelgestützt)	Psychiatrie
Murphy (42	1970	Kurzwellenübertragung von Einzelbildern	Radiologie
Lester (38)	1973	satellitengestützte Übertragung (Breit-band-TV)	Radiologie
Grundy (20)	1977	Breitband-TV (kabelgestützt)	Innere Medizin, Notfall-management und Telekonsile
Cunningham (10)	1978	Breitband-TV (kabelgestützt)	Pädiatrie, Klinische Betreuung, Telekonsile
Jelaso (29)	1978	Bildübertragung über analoges Telefon	Radiologie
Fuchs (15)	1979	Breitband-TV, boden-gestützte Übertragung	STARPAHC telemedizinische Grundbe-treuung in Indianerreservaten
Gayler (17)	1981	kleinrechnergestützte Bildübertragung über Telefonleitungen	Radiologie
Carrey (8)	1982	kleinrechnergestützte Bildübertragung über Telefonleitungen	Notfallbetreuung durch teleradiologische Befun-dung (Erprobung)
Carrey (6)	1989	Einsatz eines digitalen Hochgeschwindigkeits-netzwerkes zur Daten-übertragung	Teleradiologie (Erprobung)
Kagetsu (33)	1989	telefongestützte digitale Datenübertragung	Notfallmedizin
Lear (37)	1989	ISDN	Teleradiologie (Erprobung)
Weinstein (59)	1989	satellitengestützte Datenübertragung	Telepathologie, interaktiver Einsatz unter Verwendung ferngesteuerter Mikroskope

Fortsetzung Tabelle 1.1:

Autor	Publi-kation	technisches Verfahren	Einsatzgebiet
Cawthon (9)	1991	satellitengestützte digitale Datenübertragung	Praxiseinsatz eines teleradiologischen Befundungssystems während der Operation Desert Storm
Rayman (48)	1992	digitale satelliten- und bodengestützte Datenübertragung	Einsatz in der Katastrophenmedizin nach dem Erdbeben in Armenien 1988
Rickels, Gaab und Dietz (49)	1995	Breitband-TV und telefongestützte digitale Datenübertragung	erstmaliger Einsatz in Deutschland

pital und der psychiatrischen Klinik der Universität von Nebraska. Das System wurde für Patientenvorstellungen, Verwaltungsaufgaben und Ausbildungszwecke genutzt (61).

Das größte telemedizinische Projekt stellte das STARPAHC-Projekt (Space Technology Applied for Rural Papago Advanced Health Care) mit einer Dauer von fast 20 Jahren dar. Neben der Erprobung neuer Betreuungsverfahren für das Apollo-Mondflugprogramm wurde die medizinische Versorgung in zwei Reservaten der Papago-Indianer sichergestellt (30). Dabei wurden von speziell ausgebildeten Krankenpflegern vorgenommene Untersuchungen (u.a. Röntgenaufnahmen, EKG-Aufzeichnungen) aus eigens ausgerüsteten Räumen zur Auswertung in zwei entfernte Kliniken übertragen. Jedoch genügte die hierbei eingesetzte slow-scan-Teleradiologie[1] noch nicht den diagnostischen Erfordernissen (22).

Nach einem schweren Flugzeugunglück wurde die Ambulanz des Kogan Airports in Boston durch Bird (42, 43) mit dem Massachusetts General Hospital telemedizinisch verbunden. Hierbei bestand die Möglichkeit, Elektrokardiogramme und Auskultationsbefunde zu übertragen.

---

[1] Systeme, bei denen eine zeilenweise Abtastung und Übertragung der Bildinformationen erfolgt. Etwa vergleichbar mit einem analogen Faxgerät.

Die breiteste Anwendung erfuhr die Telemedizin in der Psychiatrie. Hierbei wurde ein dichtes Netz zur telepsychiatrischen Betreuung im Einzugsgebiet der Universität von Nebraska in Fortsetzung der Pionierarbeit von Wittson durch Dwyer (12) geschaffen. Es erfolgten Beratungsgespräche im Rahmen von Videokonferenzen. Ungeachtet der positiven Auswirkungen auf die medizinische Versorgung mußten aber wegen der unverhältnismäßig hohen Kosten alle diese Projekte eingestellt werden.

In den sechziger und siebziger Jahren war man daher auf der Suche nach geeigneten Anwendungsgebieten und Verfahren zur Verbesserung der Übertragungsqualität bei vertretbaren Kosten. Im Jahre 1972 erprobten Webber und Corbus (55) erstmalig die slow-scan-Television zur Bildübertragung. Die Auflösung war für radiologische Zwecke zu gering, genügte jedoch nuklearmedizinischen Zwecken. Ein Jahr später testete Webber (56) ein UKW-gestütztes Verfahren (Bandbreite 2,5–3 MHz) über eine Entfernung von zehn Meilen, welches ebenfalls nur nuklearmedizinische Erfordernisse erfüllte. Im selben Jahr erfolgte die erstmalige satellitengestützte Langstreckenübertragung durch Lester und Mitarbeiter (37). Es zeigte sich, daß eine „befriedigende Übertragung" möglich ist. 1975 wurde durch Andrus (2) die Erprobung eines Breitbandtelevisionssystems (525 Zeilen, 4 MHz) in einer klinischen Studie vorgenommen und eine „akzeptable Genauigkeit" des Verfahrens erreicht. Sorby und Mitarbeiter (53) zeigten bereits 1975 in ihrer Untersuchung in 82 % der Fälle korrekte Diagnosestellungen nach teleradiologischer Befundung gegenüber 90 % bei direkter Befundung.

Durch Wilson (60) erfolgte 1976 unter Nutzung des ATS-6 Satelliten eine Demonstration des Wertes der Telemedizin. Übertragungen von Röntgenbildern nahmen dabei einen Anteil von 45 % der Vorstellungen ein. Von 1976–1977 führten Carey und Mitarbeiter (7) eine fünfmonatige Studie zur satellitengestützten Telekonsultation in der Radiologie durch. Dabei gelang es, eine 90 %ige Übereinstimmung zwischen direkter Untersuchung und telemedizinischer Befundung bei fast 300 Untersuchungen zu erreichen.

Im Jahre 1978 berichtete Jelaso (29) über die erste klinisch einsetzbare Datenübertragung mittels analoger Telefonleitungen. Die Übertragungszeit betrug 75 Sekunden pro Bild. Die Genauigkeit der Dia-

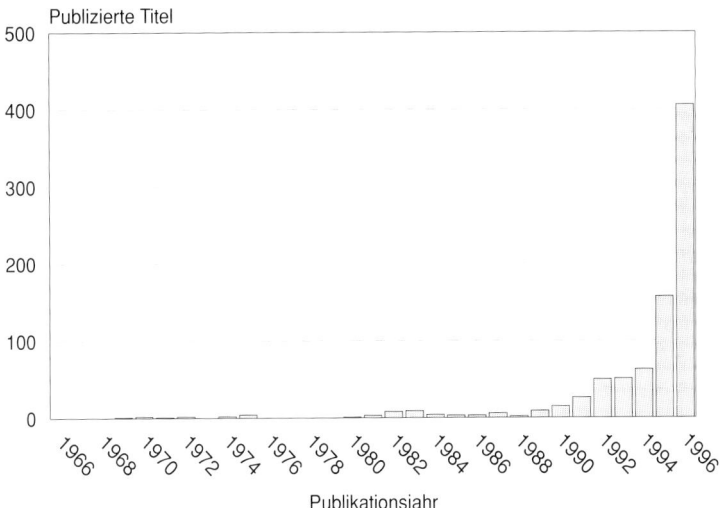

Abb. 1.1: Entwicklung der Anzahl der Veröffentlichungen zum Thema Telemedizin/Teleradiologie 1966–1996 (nach einer Medline-Recherche): zunehmende Aktualität!

gnose lag mit 82 % im Bereich der zu diesem Zeitpunkt schon erprobten Breitbandverfahren. Im selben Jahr setzten Anderson und Mitarbeiter (26) ein teleradiologisches Betreuungssytem in der klinischen Praxis auf Telefonbasis zur Verbindung mit zwei kleinen Krankenhäusern und drei niedergelassenen Ärzten ein. Hierbei wurde das System zur schnellen Vorbefundung dringender stationärer Aufnahmen besonders bei Notfällen genutzt.

Die erste mikrocomputergestützte Datenübertragung in einem Format von 512 x 512 Pixeln mit 8 Bit Bildtiefe erfolgte 1981 durch Gayler und Mitarbeiter (17). Als Datenverbindungen dienten normale Telefonverbindungen. Damit stand jetzt ein adäquates Übertragungsmedium für die sich zunehmend in der klinischen Praxis etablierenden computer- und später kernspintomographischen Untersuchungsverfahren zur Verfügung (Einführung des Computertomographen 1972 durch Hounsfield (24)). Für die Wiedergabe konventionel-

ler Röntgenaufnahmen war die Auflösung jedoch noch nicht ausreichend.

Mit der Weiterentwicklung der eingesetzten Übertragungsverfah-
ren kam es zu einer kontinuierlichen Verbesserung der Bildqualität,
so daß Pagé (46) und James (27) bereits 1981 bzw. 1982 eine Übereinstimmung in der Befundung von teleradiologisch vorgestellten Bildern und den Originalaufnahmen in 94 % bzw. 87 % Fälle erreichen
konnten.

Das inzwischen flächendeckend verfügbare ISDN[2] führte in den
letzten Jahren zu einer sprunghaften Zunahme der Anwenderzahlen
und wird auch auf der Basis unserer Ergebnisse ohne Zweifel zu einer
Routineanwendung medizinischer Bildübertragung führen.

1.2
Anwendungsgebiete der medizinischen
Telekommunikation

1.2.1
Katastrophen- und Militärmedizin

Einen besonders großen, auch relativ früh erkannten Nutzen ver-
spricht die Telemedizin beim Einsatz im Kriegs- und Katastrophenfall.
Durch die hier eintretende Zerstörung medizinischer Einrichtungen
bei gleichzeitig extrem hohem Patientenaufkommen muß auf dem
schnellsten Weg Expertenwissen, vor allem im diagnostischen Bereich, vor Ort gebracht werden und jederzeit verfügbar sein.

Einen ersten Einsatz erfuhren telemedizinische Verfahren während des schweren Erdbebens in Armenien 1988 (48). In einer Kombination aus satellitengestützten und leitungsgebundenen Verfahren wurden innerhalb von drei Monaten mehr als 200 Patienten (komplizierte
Verletzungen, Rückenmarksläsionen etc.) in spezialisierten Einrichtungen der USA vorgestellt.

---

[2] ISDN - (Integrated Services Digital Network) digitales Verfahren zur Sprach- und
     Datenübertragung. Es stehen zwei Datenkanäle mit je 64 kBit/s und ein Servicekanal
     mit 16 kBit/s zur Verfügung.

Durch die derzeit verfügbaren mobilen Lazarette, die auch moderne diagnostische Möglichkeiten wie Computer- sowie z.T. sogar Kernspintomographen beinhalten, kann eine zügige Diagnostik und Erstversorgung im Katastrophengebiet gewährleistet werden. Ein wesentliches Problem stellt jedoch die qualifizierte Beurteilung der zahlreichen fachrichtungsübergreifenden Befunde dar. Hier liegt ein optimales Einsatzgebiet für satellitengestützte telemedizinische Expertensysteme, die ihre Praxistauglichkeit schon während der Operation „Desert Storm" 1990 (9) bewiesen haben. Dabei konnten Bilder mobiler Computertomographen unter Nutzung satelliten- und breitbanddatennetzgestützter Technik aus Feldlazaretten in spezialisierte Kliniken der Vereinigten Staaten übertragen werden. Die dort vorgenommene Befundung trug wesentlich zur Verbesserung der medizinischen Versorgung bei.

1.2.2
Telepathologie

Die Entwicklung der Telepathologie beruht, wie die der meisten telemedizinischen Anwendungen, auf zwei Triebkräften. Zum einen ermöglicht sie die notwendige schnelle Betreuung kleinerer Krankenhäuser und niedergelassener Ärzte. Zum anderen erlaubt der rasche Datenaustausch die Hinzuziehung eines Referenzinstituts und eine Verbesserung der Aus- und Weiterbildung (38, 56).

Die technischen Anforderungen an ein solches System sind jedoch wesentlich höher. Kommen radiologische Verfahren schon mit 8 Bit Graustufentiefe und einer Auflösung von 512 x 512 Pixel zu einer verwertbaren Aussage, sind in der Telepathologie deutlich höher auflösende Bilder in Echtfarbenqualität notwendig. Hinzu kommt ein fernsteuerbares telemetrisches Mikroskop (52). Voraussetzung für dieses Verfahren ist auch eine sachgerechte Aufbereitung des Präparates. Da hierbei keine Überwachung und Standardisierung stattfindet, werden in diesem Verfahren juristische Probleme gesehen (51, 57). Trotzdem erfährt die Telepathologie eine zunehmende Verbreitung. Eines der Argumente ist der mit diesem Verfahren verbundene Zeitgewinn, wie z.B. bei intraoperativen Schnellschnittuntersuchungen (4, 13, 36).

Wie auch bei den anderen telemedizinischen Verfahren haben Flächenstaaten eine Pionierrolle in der Entwicklung gespielt. Besonders in den skandinavischen Ländern mit ihrer geringen Bevölkerungsdichte werden diese Verfahren schon längere Zeit erprobt, aber auch in den dünnbesiedelten Südstaaten der USA, auf dem Balkan und in den Golfstaaten existieren solche Projekte (11, 13, 17, 19, 41, 57).

1.2.3
Notfallmedizin

1.2.3.1
Kommunikation zwischen Notaufnahme und Fachradiologen

Die relativ geringe Anzahl von Untersuchungen in Notaufnahmen, besonders in den Nachtstunden, rechtfertigt nur selten die dauernde Anwesenheit eines Radiologen. Wie Untersuchungen gezeigt haben, besteht bei vielen Standardsituationen keine Diskrepanz zwischen erfahrenen Ärzten der Notaufnahme und Radiologen (40). Anders sieht die Situation hingegen bei komplizierten Verletzungen aus. Die hierbei notwendige Beurteilung durch einen erfahrenen Radiologen kann jedoch nach teleradiologischer Übertragung für den Kollegen mit relativ wenig Zeitaufwand und ohne Verzögerung von einem Terminal aus in dessen Wohnung erfolgen.

Demgegenüber steht aber auch die Forderung der Joint Commission on Accreditation of Hospitals (1) nach einer rasch verfügbaren radiologischen Befundung für Notaufnahmen. Das American College of Radiology (ACR) Policy Statement on Emergency Radiology verlangt, daß, wenn die Anzahl und Zusammensetzung der Patienten eine permanente Anwesenheit eines Radiologen nicht verlangt, eine Rufbereitschaft zur Verfügung stehen muß.

In der von Kagetsu 1987 (32, 33) durchgeführten Untersuchung wurden mehr als 900 Bilder aus einer Notaufnahme übertragen. Zu einer Diskrepanz zwischen teleradiologischer Beurteilung und der späteren Beurteilung der Originalfilme kam es nur bei 1,6 % der Patienten. Dieser geringe Anteil betraf ausschließlich die Übertragung analoger Aufnahmen, da hier die notwendige Auflösung mit der verwandten Datenmatrix (512 x 512 x 8 Bit Graustufentiefe) nicht erreicht werden konnte. Bemerkenswert ist dabei, daß Differenzen in der Beurteilung zwischen zwei Radiologen genauso häufig für Unterschiede verantwortlich waren wie die ungenügende Auflösung der digitalisierten Bilder.

Nani und Mitarbeiter (45) gelang mit ihrem höher auflösenden System (1024 x 1024 x 8 Bit) sogar eine Übereinstimmung bei 99,6 % aller beurteilten Bilder. In Anbetracht der günstigen Kostenentwicklung für diese Systeme sollte man die kritische Einschätzung von James et al. (28) aus dem Jahre 1982 überdenken, daß aus Sicht der Kosten ein solches System nicht gerechtfertigt sei.

Über eine weitere Anwendung von Bildübertragungen in der Notfallmedizin berichten 1996 Trippi und Mitarbeiter (54). Die von ihnen angewandte Übertragung von Notfallechokardiogrammen war qualitativ hochwertig und ermöglichte eine exakte Beurteilung der Befunde. Die dadurch auch im Bereitschaftsdienst mögliche Befundung durch erfahrene Kardiologen stellte eine deutliche Verbesserung der Patientenbetreuung dar.

1.2.3.2
Kommunikation zwischen Notaufnahme und Fachambulanzen

Neben der schon genannten direkten Heranziehung des Diagnostikers ist der Datenaustausch zwischen der Notambulanz und den endgültig behandelnden Klinikern ein zweiter wichtiger Teil der Telemedizin in der Notaufnahme. Bei der Versorgung eines Polytraumas müssen nach der Stabilisierung der Vitalfunktion die in der Diagnostik erhobenen Befunde von den einzelnen Fachdisziplinen beurteilt werden. Bei Schädel-Hirn-Verletzten ist dies z.B. in erster Linie der Neurochirurg. Die Möglichkeit der direkten Konsulation besteht aber meist nur in Kliniken der Maximalversorgung; in den meisten Krankenhäusern der Grund- und Regel- sowie der Schwerpunktversorgung fehlt diese. Doch der Großteil der Schwerverletzten wird hier in Unfallnähe zur primären Versorgung aufgenommen. Für diesen Zweck stellt die Telekommunikation ein hervorragendes Hilfsmittel für die Optimierung der weiteren Versorgung dar.

2 Telekommunikation in der Neurochirurgie – Fünf Jahre klinische Erfahrung

2.1 Besonderer Bedarf an Telekommunikation in der Neurochirurgie

Die Neurochirurgie als hochspezialisierte, in Ausstattung und Betrieb teure Fachrichtung ist überproportional stark auf bildgebende Untersuchungsverfahren wie Computer- und Kernspintomographie sowie die digitale Subtraktionsangiographie angewiesen. Aufgrund der hohen Spezialisierung und der mit dieser Fachrichtung verbundenen hohen Kosten ist eine flächendeckende Verfügbarkeit nicht zu erreichen. Vielmehr muß sich die Neurochirurgie auf die Weiterversorgung von zunächst meist peripher aufgenommenen Notfällen konzentrieren. Ein primär verfügbarer Neurochirurg in jeder Notaufnahme ist eine Illusion und wird es in Anbetracht des Kostendruckes in der Medizin auch bleiben.

Andererseits ist aber gerade die Verfügbarkeit neurochirurgischen Fachwissens schon in der Frühphase der Versorgung für viele Patienten lebensrettend. Dieses hat z.B. die GUDHIS-Studie (16) aufgezeigt. Als idealer und relativ kostengünstiger Ersatz für den Neurochirurgen vor Ort bietet sich die Telemedizin an. Sie verlegt das Auge und den Sachverstand des Neurochirurgen ohne Zeitverlust in jede Notaufnahme unabhängig von der Entfernung.

2.2
Modellprojekt Mecklenburg-Vorpommern

2.2.1
Ausgangssituation in Mecklenburg-Vorpommern 1992

Dieses Bundesland, das 1990 aus den drei Nordbezirken Schwerin, Neubrandenburg und Rostock der ehemaligen DDR hervorgegangen war, wies 1992 eine Reihe von Problemen und Besonderheiten der medizinischen Versorgung auf. Zum einen handelt es sich um ein dünnbesiedeltes Agrargebiet. Größere Bevölkerungskonzentrationen finden sich nur in den alten Hansestädten entlang der Ostseeküste sowie in der ehemaligen wie neuen Residenzstadt Schwerin und im Verwaltungszentrum Neubrandenburg.

Der östliche Landesteil Vorpommern besteht durch die Grenzverschiebungen infolge des zweiten Weltkrieges nur noch aus einem kleinen Rest des ehemaligen Pommerns. Die für Pommern traditionelle Universität in Greifswald (Einzugsgebiet u.a. Stettin) hat damit zwar einen Teil des historischen Versorgungsgebietes verloren, bleibt aber mit ihrem Universitätsklinikum Zentrum der Maximalversorgung eines dünnbesiedelten Agrarlandes. Zudem hat die Universitätsklinik Greifswald in komplementärer Abstimmung mit Rostock die einzig neurochirurgische Universitätsklinik des Landes, deren Einsatzbereich damit weit über Vorpommern hinausgeht. Der ländliche Charakter dieser Gegend spiegelt sich auch in der unterentwickelten Infrastruktur wider, die im Zeitraum 1945–1990 in keiner Weise den neuen Strukturen angepaßt worden ist. Die beiden Autobahnen verlaufen völlig entgegen dem Verkehrsfluß in diesem Bundesland. Die besondere Bedeutung einer möglichst schnellen, flächendeckenden neurochirurgischen Notfallversorgung ergibt sich dabei augenfällig aus der Entwicklung der Unfallverletzungen, die über die Verkehrsunfälle (vgl. Abb. 2.1) eine ständige Spitzenposition von Mecklenburg-Vorpommern aufweist.

Die ehemaligen Bezirkskrankenhäuser in Stralsund, Neubrandenburg und Wismar (vergleichbar mit Krankenhäusern der Schwerpunktversorgung) verfügten über keine Neurochirurgie. Jedoch be-

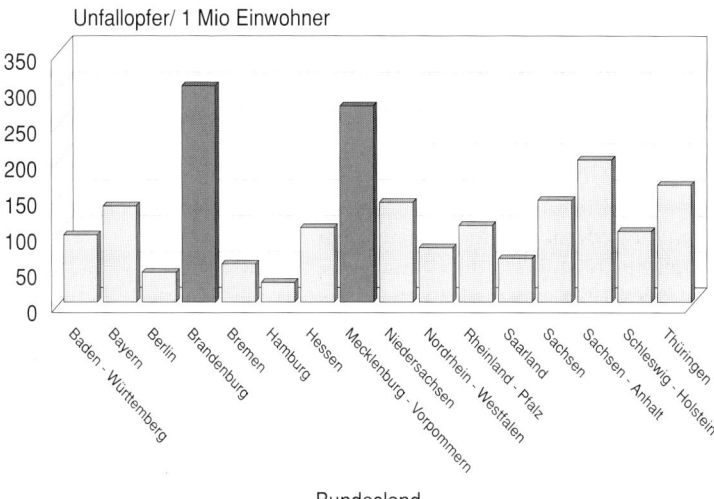

Abb. 2.1: Häufigkeit tödlicher Verkehrsunfälle in einzelnen Bundesländern im Jahre 1995: Traurige Spitzenposition von Mecklenburg-Vorpommern neben Brandenburg

standen dort teilweise große neurologische Kliniken. Auch die diagnostischen Möglichkeiten waren zu diesem Zeitpunkt noch eng begrenzt. Die größeren erstversorgenden Krankenhäuser verfügten 1992 zumindest über einen Computertomographen.

Dieses führte dazu, daß 1992 die Kapazität der beiden neurochirurgischen Kliniken in Schwerin und Greifswald in keiner Weise mehr ausreichte, um die Behandlung der neurochirurgischen Notfälle in Mecklenburg-Vorpommern auch nur annähernd zu gewährleisten. Nur durch eine durchgreifende Änderung des organisatorischen Ablaufs konnte die Versorgung bis zur Umsetzung der geplanten Kapazitätserweiterung sichergestellt werden. Als größter Engpaß erwies sich dabei die neurochirurgisch-intensivmedizinische Betreuung. So verfügte das Klinikum Greifswald nur über sechs interdisziplinäre Intensivbetten für alle chirurgischen Notfälle – also eine absolute Verwaltung des Mangels.

Besonders problematisch war der hohe Anteil von Fehlverlegungen schwerverletzter Patienten. Übereinstimmend wurde in allen Häusern wie schon bei unserem Pilotprojekt in Hannover (49) die Notwendigkeit einer operativ-neurochirurgischen Sofortbehandlung überbewertet. Folglich wurden in unserer Einrichtung mehrmals täglich Patienten aus den umliegenden Krankenhäusern aufgenommen, die primär keiner operativen Behandlung bedurften, aber trotzdem sofort notfallmäßig verlegt wurden, meist mit dem Hubschrauber.

Neben den hohen und oftmals unnötigen Transportrisiken, denen diese Patienten ausgesetzt waren, entstanden damit erhebliche, aber nutzlose materielle Aufwendungen für den Transport mit Sanitätshubschraubern oder Rettungswagen und die geringe vorhandene Kapazität wurde durch Fehlverlegungen blockiert.

2.2.2
Beschreibung der eingesetzten Technik –
Übergang von analoger zu digitaler Übertragung

Als Netzwerk für die Datenübertragung wurde aus Kostengründen ausschließlich auf das öffentliche Telefonnetz zurückgegriffen. Im Jahre 1992 standen uns hier nur analoge Leitungen, teilweise sogar noch aus den 20er Jahren zur Verfügung. Hier traten häufig Leitungsfehler auf, die ein robustes System mit integrierter Fehlererkennung und -korrektur erforderte. Bis 1995 erfolgte eine schrittweise Modernisierung. Seit dem Jahr kommen verstärkt ISDN-Verbindungen zum Einsatz.

Zunächst wurden Röntgenfilme mit einer Videokamera aufgenommen. Im Anschluß erfolgte die Digitalisierung und Kompression der Daten, die dann über ein Modem[1] übertragen und in einem speziellen Rechner gespeichert werden. Dies war die am schnellsten einsetzbare Technik, da sie nicht von Normen und Standards abhing. Zur Bildbetrachtung stehen Kontrollmonitore und für Dokumentationszwecke ein Videodrucker zur Verfügung. Als Besonderheit besitzt dieses Sy-

---

[1] MOdulator/DEModulator – Gerät zur Übertragung von digitalen Daten über analoge Datenleitungen.

stem eine interne Fehlerkontrolle, die Datenverluste bei der Übertragung automatisch korrigiert. Nur dadurch war die Übertragung in dem schon oben geschilderten Telefonnetz überhaupt in ausreichender Qualität möglich.

Im Jahre 1996 erfolgte eine Teilmodernisierung des bestehenden Videophonsystems, so daß hier sowohl die Datenübertragung auf analogen als auch auf ISDN-Leitungen möglich ist. Zu weiteren technischen Details sei auf Kapitel 4 verwiesen. Seit 1995 erprobten wir das System KAMEDIN[2], bei dem die Originaldaten ohne den Umweg über einen Scanner übermittelt werden können. Dieses Verfahren ist jedoch gegenwärtig noch nicht ausgereift und relativ bedienerunfreundlich. Eine kommerzielle Version dieses Projektes (21) ist nicht verfügbar. Ein weiteres Problem stellen für dieses auf Unix-Rechnern basierende System die hohen Hardware-Kosten dar, die einer schnellen flächendeckenden Verbreitung im Wege stehen.

Mit dem System Medimage wurde im Frühjahr 1997 eine zweite radiologische Großgerätepraxis, die mit dem Kreiskrankenhaus Demmin assoziiert ist, in unser Netzwerk eingebunden. Dieses System ist in der Lage sowohl Originaldaten als auch gescannte Röntgenbilder zu übertragen. Gleichzeit stellt diese absolute low cost–Lösung die Verbindung zu den niedergelassenen Ärzten dar. Die Datenübertragung kann sowohl über klinikinterne Netzwerke als auch über ISDN- und normale Telefonverbindungen erfolgen.

2.2.3
Aufbau des Netzwerkes

Im Jahre 1992 konnten alle Kliniken der Schwerpunktversorgung, die wenigstens über einen Computertomographen zur Basisdiagnostik verfügten, mit finanzieller Unterstützung durch das Kuratorium ZNS zunächst mit einem Videophon 2000 ausgestattet werden (Analogbildübertragung bereits über das alte DDR-Telefonnetz). Ab 1995 gelang es uns schrittweise, fünf weitere Terminals in den umliegenden

---

[2] KAMEDIN: Kooperatives Arbeiten und MEdizinische Diagnostik auf Innovativen Netzen, Zentrum für Graphische Datenverarbeitung e.V. im Auftrag der Telekom.

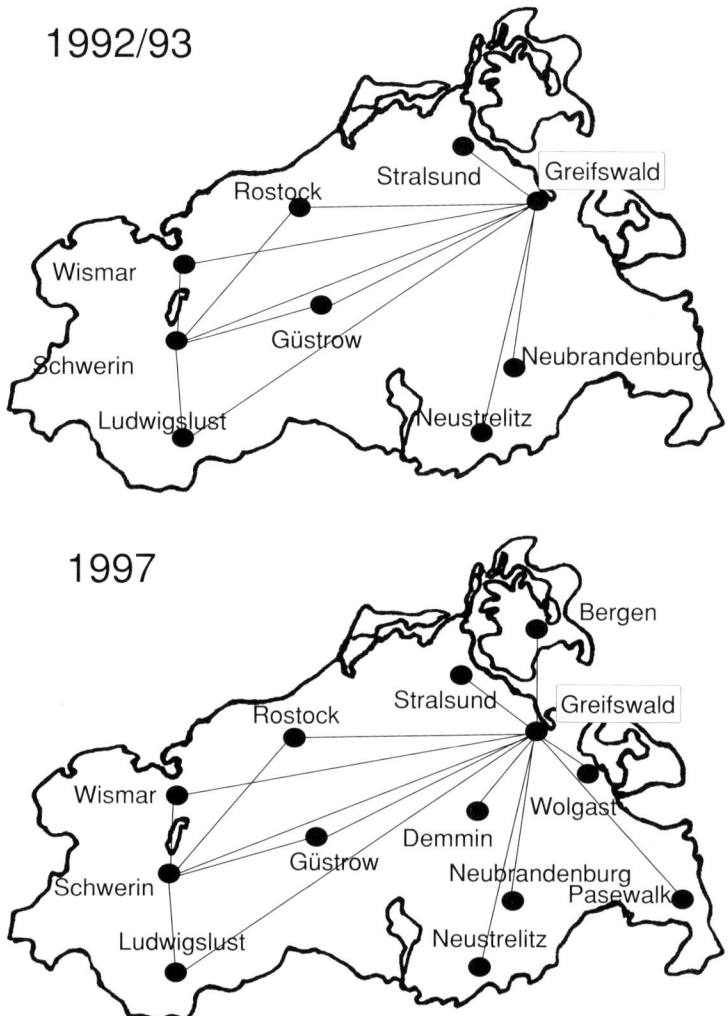

Abb. 2.2: Struktur des Netzwerkes zum Versorgungsbeginn (zunächst nur dringliche Verbindungen) und zum gegenwärtigen Zeitpunkt (nahezu flächendeckende Versorgung der größeren Primärkrankenhäuser)

Krankenhäusern einzurichten(s. Abb. 2.2). Unser Ziel besteht in der Anbindung aller Kliniken und radiologisch-diagnostischen Großgerätepraxen an ein solches System. Lediglich zwei niedergelassene Radiologen (Dr. Schweim, Stralsund sowie Dres. Kairis und Rosenbaum, Demmin) konnten bis jetzt für die Anwendung dieses Systems gewonnen werden, da hierfür Drittmittel noch nicht zur Verfügung stehen.

Zur Zeit findet eine weitere schrittweise Modernisierung des Netzwerkes statt. Mit der Weiterentwicklung des Videophons werden gegenwärtig ISDN- und herkömmliche Telefonverbindungen zur Datenübertragung genutzt. Das 1992 geschaffene Netzwerk, basierend auf dem Videophon 2000 derselben Firma, ist in dieses System integriert worden. Mit dem modernisierten System besteht eine grundsätzliche Kompatibilität mit allen anderen Geräten, die die HT 320-Videonorm erfüllen.

Parallel dazu existiert noch die Insellösung, basierend auf der Grundlage des KAMEDIN-Projektes. Hier sind die Universität Rostock und die Großgerätepraxis Dr. Schweim in Stralsund mit unserer Klinik verbunden. Dieses ISDN-gestützte System ist gegenwärtig nicht mit den anderen Verfahren kompatibel. Ein weiteres lokales Netzwerk wurde zwischen einem niedergelassenen Radiologen (Praxis Dres. Kairis und Rosenbaum) in Demmin und unserer Klinik eingerichtet. Durch die relativ geringen benötigten Investitionsmittel konnten hier erstmals auch ambulant tätige Ärzte einbezogen werden.

2.2.4
Ergebnisse

2.2.4.1
Probleme während der Einführungszeit

Die mit der Einführung dieses Systems verbundenen Änderungen gingen natürlich nicht nahtlos in den Klinikalltag ein. Ein Wandel in der Betreuungsstruktur mußte vollzogen werden. Noch am einfachsten ließ sich die medizinertypische Schwellenangst vor Technik und

Computer überwinden. Hauptursache für anfängliche Bedienungsprobleme war der häufige Personalwechsel, besonders im Bereitschaftsdienst. Vereinzelt bestand aber auch der Verdacht, daß Fehlfunktionen bewußt angegeben wurden, um eine sofortige Verlegung zu erzwingen, die bei fehlender neurochirurgischer Indikation nach dem Bildbefund abgelehnt worden wäre.

Nur Schritt für Schritt ließen sich die Vorurteile gegen das Verfahren ausräumen, in Form eines wechselseitigen kontinuierlichen Lernprozesses. Erleichtert wurde uns die Einführung durch die faktische Monopolstellung, die unsere Klinik 1992 in diesem Bundesland innehatte. Als große Schwierigkeit erwies sich die Bildauswahl, da die systembedingten Übertragungszeiten nur in Ausnahmefällen eine Übertragung des kompletten CT- oder MRT-Befundes gestatteten (die Zeitdauer für die Übertragung von 16 Einzelbildern betrug 30–45 min). Hier trafen zwei gegensätzliche Interessen aufeinander. Zum einen war der vorstellende Kollege bemüht, die Übertragung so schnell wie möglich, d.h. mit möglichst wenigen Bildern, abzuwickeln. Im Extremfall wurde nur ein Bild vorgestellt. Demgegenüber stand unser Wunsch nach möglichst viel Information. Dadurch bedingt mußten in der Anfangszeit häufig Zweitübertragungen stattfinden. Durch wiederholte Gespräche mit den betreffenden Kollegen ließ sich dieses allmählich abstellen; die Treffsicherheit der Vorauswahl wurde mit zunehmender Erfahrung deutlich erhöht.

Zeitweise erwies sich auch die technische „Kreativität" der Kollegen als kontraproduktiv. So fanden einige schnell heraus, daß sich die Fehlerkorrektur abschalten und die Größe der Datenmatrix reduzieren ließ. Die dadurch zu erreichende Einsparung von Übertragungszeiten (bis zu 10 min pro Patient) erfreute sich beim Sender einer hohen Beliebtheit, erschwerte aber durch Übertragungsfehler und Informationsverluste die Interpretation. Die fehlenden Korrekturdurchläufe führten auf dem Empfangsterminal zum Verlust ganzer Bildzeilen. Mittlerweile ist eine Verbesserung der Datenleitungen erreicht, so daß eine Fehlerkorrektur kaum noch erforderlich ist. Ähnlich lag die Situation bei der möglichen Reduktion der Datenmatrix von 512 x 512 Pixel auf 128 x 128 Pixel. Durch die geringere Auflösung ist eine Verkürzung der Übertragungszeiten auf 15–20 Sekunden pro Bild möglich, doch können Computertomographie und Magnetresonanztomographie dann nur sehr grob beurteilt werden (z.B. größere Blutungen).

Ein Problem, das uns auch heute noch beschäftigt, ist die häufig unzureichende begleitende, neurologisch-klinische Befundmitteilung über den Patienten. Besonders in den späten Abend- und Nachtstunden können selbst einfachste klinische Auskünfte zu Pupillenweite, Lichtreaktionen, Schmerzreaktionen etc. manchmal nicht erteilt werden. Schlußfolgerungen aus Bilddaten erfordern aber grundsätzlich die Korrelation mit dem klinischen Zustand.

2.2.4.2
Nutzung des Systems

Es ist gelungen, die Bildkommunikation in den letzten fünf Jahren fest in der klinischen Praxis zu etablieren. Die inzwischen über 2.000 Patientenvorstellungen, mittlerweile sind es etwa ein bis zwei pro Tag (mit einer Spannweite von 0–11), sprechen schon allein für sich. Nach anfänglich sehr hohen Vorstellungszahlen bis zum Ende des Jahres 1993 kam es mit der Eröffnung eines zweiten neurochirurgischen Zentrums im Südosten des Bundeslandes zu einem temporären Abfall (vgl. Abb. 2.3). Dies beruhte zum einen auf dem Wegfall eines Drittels unseres Versorgungsgebiets mit etwa 600.000 Einwohnern; zum anderen wurde die Zuweisung aber auch durch unsere kapazitätsbedingten längeren Aufnahmefristen bei Routineeingriffen und die begrenzte intensivmedizinische Akutkapazität (nur zehn interdisziplinäre Betten) eingeschränkt. Seit diesem Zeitpunkt kam es zu keiner Patientenvorstellung mehr aus diesem Krankenhaus, was die geringe Bedeutung der klinischen Bilddatenübertragung zur Beratung unter Fachleuten des gleichen Fachgebiets zeigt.

Das jetzt zum Neubrandenburger Versorgungsgebiet gehörende Krankenhaus in Neustrelitz setzte das System nur sporadisch ein. Ein Austausch zwischen den Kliniken, der aufgrund des unterschiedlichen Spektrums anzustreben wäre, fand nicht mehr statt, da die zunehmende Konkurrenzsituation im Gesundheitswesen die Tendenz zu kollegialer Kooperation deutlich einschränkt.

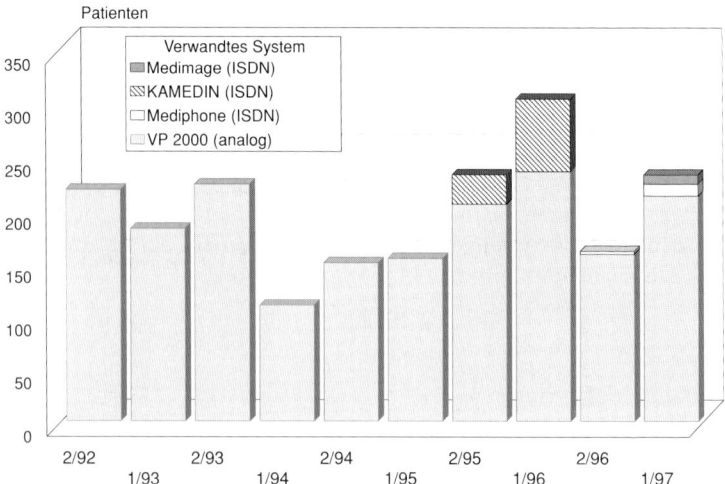

Abb. 2.3: Entwicklung der Vorstellungsfrequenz im Zeitraum 1992–1997 in Halbjahren: Stabilisierung auf hohem Niveau täglicher Nutzung

Nach nur kurzzeitiger Stagnation kam es aber im folgenden Jahr wieder zu einer kontinuierlichen Zunahme der Übertragungen. Die Fallzahlen entwickelten sich bis zum Sommer 1994 positiv und erreichten zu diesem Zeitpunkt schon das Niveau des Jahres 1993. Im dritten Betriebsjahr kam es dann zu einer weiteren Steigerung der Vorstellungszahlen, die inzwischen auf zwei Patientenvorstellungen pro Tag anstiegen. Dies beruht z.T. auf einer Abnahme der Hemmschwelle: der neurochirurgische Rat wird früher gesucht, partiell auch aus juristischen Gründen. Der anfänglich sehr hohe Anteil von Notfallvorstellungen von fast 80 % ist gegenwärtig auf Werte von 65 % abgesunken. Dies beruht auch auf der Einführung nicht notfallmäßiger, modernster technischer Operationsmethoden an unserer Klinik (Neuroendoskopie, computergestützte Neuronavigation, interventionelle Neuroradiologie), so daß oft auch Patienten (z.T. zur Sekundärmeinung) von Krankenhäusern aus größerer Entfernung vorgestellt werden.

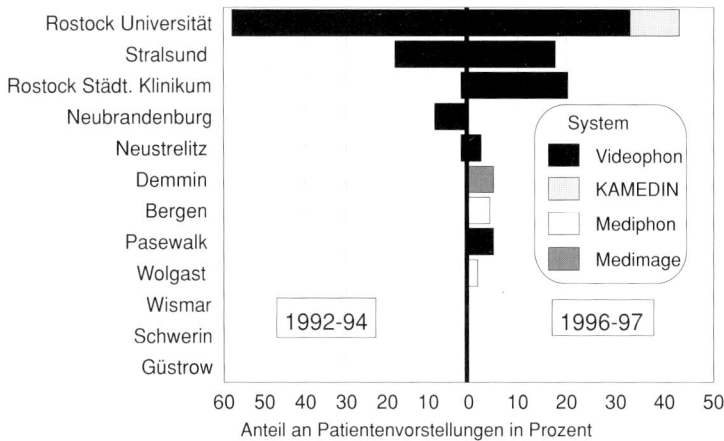

Abb. 2.4: Vorstellende Einrichtungen in % der Patienten in den Jahren 1992/94 und 1996/97

2.2.4.3
Nutzung der Terminals durch einzelne Kliniken

Die Hauptnutzung der Telekommunikation erfolgte zwischen den großen Kliniken der Schwerpunkt- bzw. Maximalversorgung in Rostock, Stralsund und – bis zum Herbst 1993 – auch Neubrandenburg.

   Dabei entfiel der Hauptanteil mit ca. 70 % auf die Partneruniversität Rostock. Mit einem Rückgang der Vorstellungsfrequenz durch die erfolgte Einrichtung einer neurotraumatologischen Abteilung in Rostock ist zu rechnen. Indes ist durch die zunehmende Spezialisierung und die geplante Abstimmung der klinischen Schwerpunkte zwischen den Einrichtungen ein weiterhin hoher Kommunikationsbedarf zu erwarten, Greifswald bleibt das universitäre neurochirurgische Zentrum. Das Klinikum Stralsund stellt mit ca. 20 % den zweiten Hauptpartner dar. Die anfänglichen Vorstellungszahlen im Klinikum Neubrandenburg entsprachen denen der Stralsunder Einrichtung. Die kleineren Häuser in Neustrelitz, Güstrow und Wismar, die z.T. nicht in unserem Einzugsgebiet liegen, hatten einen Anteil an der

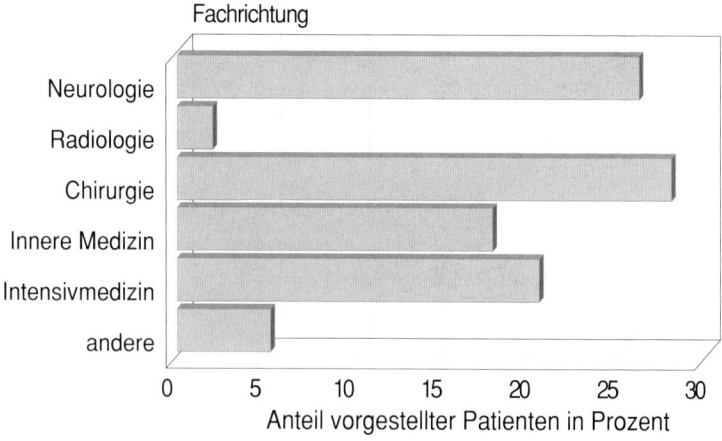

Abb. 2.5: Vorstellende Fachrichtungen: Überwiegen von Notfallfächern und Neurologie

Patientenvorstellung von weniger als 5 %, doch waren die Einzelfälle meist mit Notfallcharakter jeweils besonders entscheidungswichtig (vgl. Abb. 2.4).

Die Hauptpartner in den einzelnen Kliniken waren erwartungsgemäß die Fachrichtungen Innere Medizin, Anästhesie/Intensivmedizin und Chirurgie sowie die Neurologie (siehe Abb. 2.5).

Direkt aus Initiative der Radiologen wurde nur in wenigen Fällen eine Bildübertragung vorgenommen. Dies hängt sicherlich mit der Aufgabentrennung innerhalb eines Krankenhauses zusammen, besonders in der Notfallversorgung. Anders sieht es bei den niedergelassenen Radiologen innerhalb unseres Netzwerkes aus. Hier wurden Patientenvorstellungen ausschließlich in Eigeninitiative des Radiologen vorgenommen, meist bei unerwartet dramatischen Befunden, aber auch zur sofortigen Patientenberatung und Terminvereinbarung.

2.2.4.4
Technische Stabilität

Das System hat sich bereits mit dem alten Analog-Telefonnetz im wesentlichen als stabil erwiesen. Nur in 1,7 % der Fälle kam es zu ernsthaften Problemen, die eine sofortige Bildübertragung verzögerten oder unmöglich machten. Dabei ließ sich ein eindeutiger technischer Fehler im nachhinein aber nur in drei Fällen aufdecken. Eine sichere Ursachenermittlung für die anderen Fälle gelang nicht. Anzunehmen ist aber ein hoher Anteil von Fehlbedienungen und Problemen im Bereich der Telefonleitungen und Vermittlungsstellen. Dafür spricht auch, daß eine merkliche Häufung der technischen Schwierigkeiten im Zusammenhang mit Neuinstallationen und Umstellungen der hausinternen Telefonanlagen auftraten. Die sicheren Systemstörungen hingen zum einen mit einem Ausfall der Videokreuzschiene, zum anderen aber auch mit einer notwendigen Nachjustierung des Datenmodems zusammen.

Ein zweites Problem stellte die Bildqualität dar. Grund hierfür waren zum einem Bedienungsfehler, wie z.B. die unzureichende Fokusierung der Bilder während des Einscannens. Eine zweite Fehlerquelle war die Verwendung einer unzureichenden Auflösung, wobei sich der Informationsgehalt zwischen der höchsten und der niedrigsten Auflösung (512 x 512 versus 128 x 128 Pixel) um das 16fache reduzierte und Detailbeurteilungen nicht mehr gestattete. Hier zeigen sich auch die Grenzen des videoabhängigen Verfahrens mit einer generell niedrigen Auflösung (abhängig vom Videosignal). Als qualitativ besser erwies sich hier das KAMEDIN-System mit der Übertragung der Originaldaten und das preislich günstigere Medimage, das sowohl Originaldaten (über DICOM-Schnittstelle) und auch hochauflösend eingescannte Bilder übertragen kann.

Die schon oben erwähnte Abschaltung der automatischen Fehlerkontrolle führte zum Verlust ganzer Bildzeilen (siehe Fall 3). Diese Funktion wird jedoch seit der vollständigen Modernisierung der Telefonverbindungen nur noch in Ausnahmefällen benötigt. Als besonders nachteilig hat sich erwiesen, daß die auftretenden Datenverluste an den sendenden Terminals nicht bemerkt wurden.

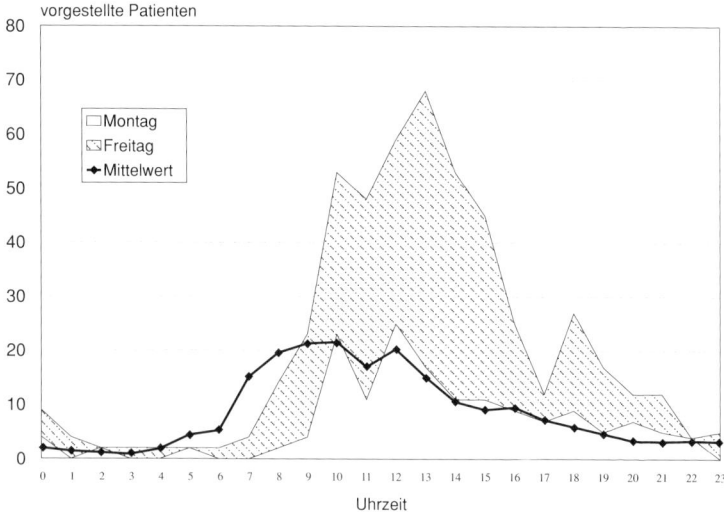

Abb. 2.6: Gegenüberstellung der Vorstellungsfrequenz zwischen Montag und Freitag nach Tageszeit: geringe Frequenz 22.00–6.00 Uhr, auffallender Gipfel freitags nach Dienstschluß

Insgesamt hat das System in den mehr als fünf Jahren permanenten Betriebes erstaunlich stabil gearbeitet. Zukünftig sollte man eine deutliche Vereinfachung der Bedienungselemente und eine feste Vorgabe der Bildauflösung vornehmen.

2.2.4.5
Zeitliche Verteilung der Bildvorstellungen

Mehr als 60 % der Vorstellungen erfolgten überraschenderweise innerhalb der Kernarbeitszeit von 9 bis 16 Uhr und mehr als 80 % zwischen 7 und 20 Uhr (vgl. Abb. 2.6). Wie aus dieser Abbildung zu entnehmen ist, stellen Notfallübertragungen nach 24 Uhr eine Ausnahme dar. Dies entspricht allerdings der Erfahrung des Notfallaufkommens allgemein, z.B. in der Auswertung der Vergütungseinstufung des Bereitschaftsdienstes: Die Zahl der noch nicht vorher angekündigten Notfälle zwischen 24 und 6 Uhr ist gering.

Auffallend war allerdings eine deutliche Häufung am Freitag nachmittag, wobei weder ein besonders hohes Unfallaufkommen noch eine andere patientenbezogene Erklärung in Frage kommt. Die Möglichkeit einer „hausinternen" Risikoverringerung nach einer fach- oder chefärztlichen Visite vor dem Wochenende ist nicht ganz auszuschließen.

2.2.4.6
Übernahmedringlichkeit

Im Rahmen einer projektbegleitenden Untersuchung erfolgte eine prospektive Dokumentation der Übernahmedringlichkeit in drei Kategorien: a) Notfall, b) neurochirurgisch beratende Mitbetreuung und c) nichtdringliche Anfragen – vergleichbar mit der bisher üblichen postalischen Patientenvorstellung (vgl. Abb. 2.7)

Die Einschätzung nahm der diensthabende Oberarzt (Facharzt) unserer Klinik vor. Jede dieser Gruppen muß einzeln betrachtet und die Ergebnisse durch einen späteren Anwender in Beziehung zu seinem eigenen Patientengut gesetzt werden.

2.2.4.6.1
Notfallvorstellung
Bei Einführung des Systems dominierte zumeist die Nofallvorstellung mit 80 % der Fälle. Hier ist ein relativer Rückgang auf 65 % im Laufe der Entwicklung zu verzeichnen, hervorgerufen durch eine Steigerung der konsiliarischen Anfragen. Die absolute Anzahl ist weitgehend konstant. Durch die inzwischen fast vollständig abgebaute emotionale und materielle Hemmschwelle zur Hinzuziehung eines Neurochirurgen werden vor allem durch das Universitätsklinikum Rostock die Patienten wesentlich häufiger und früher vorgestellt.

Übereinstimmend war eine deutliche Überschätzung der Notwendigkeit und Dringlichkeit einer neurochirurgisch-operativen Behandlung bei allen Krankheitsgruppen zu beobachten.

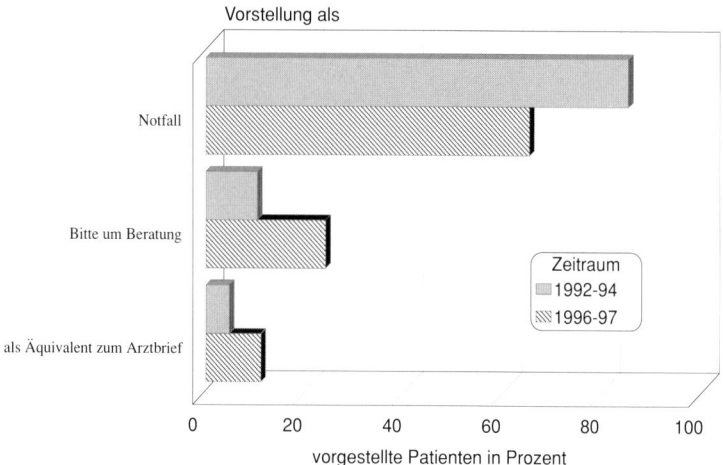

Abb. 2.7: Dringlichkeit der Vorstellungen (alle Patienten), überwiegend als Notfall vorgestellt, meist mit Verlegungswunsch

Den Hauptanteil nahmen Schädel-Hirn-Traumen mit einem Drittel, spontane intrazerebrale Blutung (25 %), subarachnoidale Blutungen bei Verdacht auf intrazerebrale Aneurysmablutungen (6,5 %) und Wirbelsäulen- bzw. Rückenmarksverletzungen (8 %) ein.

Nur bei 19 % dieser Notfallpatienten war aber eine sofortige Verlegung in unsere Klinik notwendig (vgl. Abb. 2.8). 1,7 % der Patienten wurden aufgrund der hohen Transportgefährdung bei instabilen Vitalfunktionen durch ein Team unserer Klinik im erstversorgenden Krankenhaus operiert.

Jedoch mußte dieses an sich grundsätzlich sinnvolle Verfahren der auswärtigen Operation bei unserer allein auf die Hausversorgung ausgerichteten und finanzierten personellen Besetzung und der damit verbundenen Mehrbelastung auf Ausnahmefälle beschränkt bleiben. Da eine Transportgefährdung für das Behandlungsteam im Gegensatz zum Patienten nicht besteht und die Transportkosten niedriger liegen, auch bei Hubschrauberbenutzung (keine medizinisch-ärztliche Versorgung), sollte eine Rufbereitschaft nach auswärts ein-

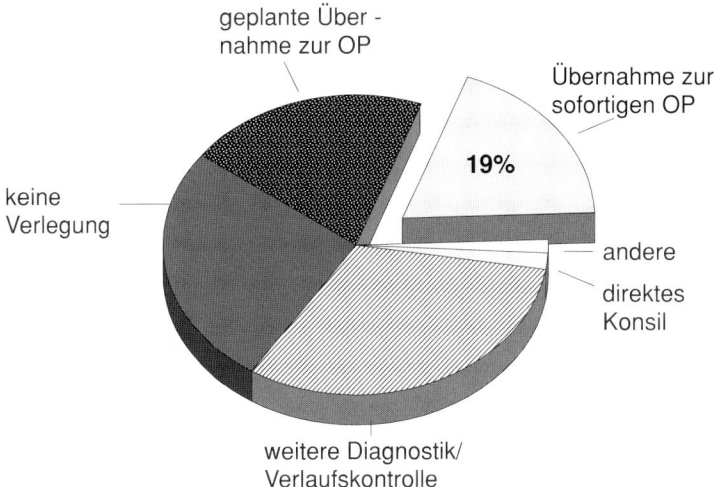

geplante Über-
nahme zur OP

Übernahme zur
sofortigen OP

19%

keine
Verlegung

andere

direktes
Konsil

weitere Diagnostik/
Verlaufskontrolle

Abb. 2.8: Konsequenzen nach Bildübertragung (hier beschränkt auf die Notfallvorstellungen): Sofortige Übernahme nur bei 20 % indiziert

gerichtet und wegen der Kostenersparnis (auch niedrigere Tagessätze bei Verbleib des Patienten im regionalen Krankenhaus!) durch die Kassen finanziert werden.

Etwa 20 % dieser „Notfall-"Patienten wurden dann zu einem späteren Zeitpunkt „planmäßig" übernommen. Hier bestand zwar die Notwendigkeit einer operativen Behandlung, aber ohne Dringlichkeit oder es standen andere Maßnahmen im Vordergrund. Bei 22 % fand sich gar keine Notwendigkeit einer neurochirurgischen Behandlung und bei einem Drittel der Fälle war eine ergänzende Diagnostik bzw. eine Verlaufskontrolle und eine damit verbundene Wiedervorstellung indiziert. Wesentliche Diskrepanzen zwischen den einzelnen vorstellenden Häusern bestanden nicht.

2.2.4.6.2
Beratende Mitbetreuung auswärtiger Intensivpatienten

Die zweite Gruppe mit einem Anteil von 12 % besteht aus intensiv-pflichtigen Patienten, die lediglich einer beratenden neurochirurgi-schen Behandlung bedurften. Eine derartige Betreuung dieser Patien-ten, meist mit schweren Hirnschäden und Hirnödem, ist überhaupt erst durch die Einführung des Telekonsils möglich. Dabei handelte es sich meist um polytraumatisierte Patienten, die über einen längeren Zeitraum intensivmedizinisch betreut werden mußten. Wiederholte Vorstellungen (bis zu 8-mal) sind bei diesen Patienten die Regel. Nur ein Patient mußte akut übernommen werden. Etwa 17 % der Intensiv-patienten mußten zur planmäßigen Operationen, wie zur Drainage sich entwickelnder chronisch subduraler Hämatome, in unsere Klinik verlegt werden.

2.2.4.6.3
Nichtdringliche Anfragen

Nichtdringliche Anfragen wurden überwiegend durch die Neurolo-gen zur Abstimmung des weiteren diagnostischen und therapeuti-schen Vorgehens bei intrakraniellen und spinalen Tumoren genutzt. Eine besondere Dringlichkeit bestand hier nicht, jedoch konnte durch die Anwendung des Systems eine Zeiteinsparung von zwei bis vier Tagen zur Terminvereinbarung erreicht werden (Postlaufzeit!).

Völlig anders waren hingegen die Konsequenzen. Fast 80 % der Patienten wurden planmäßig in unsere Behandlung übernommen. Bei 10 % war eine ergänzende Diagnostik notwendig, die in der erst-behandelnden Klinik erfolgte. Nur bei einem Zehntel bestand hier die zunächst vermutete Indikation zur operativen Behandlung nicht.

2.2.4.7
Einzelne Krankheitsbilder

2.2.4.7.1
Schädel-Hirn-Verletzungen

In dieser zahlenmäßig größten Gruppe (vgl. Abb. 2.9) überwiegen die Notfallvorstellungen bei weitem. Aber nur bei 16,6 % der Patienten bestand eine sofortige Übernahmeindikation. Diese Patienten konnten nach telekonsiliarischer Vorstellung sofort in unsere Operationseinheit verlegt werden. Der sonst notwendige Umweg über die Notaufnahme zur weiteren Diagnostik blieb diesen Patienten dadurch erspart. Unser Operationssaal war bei Aufnahme bereits vorbereitet und mit vollem Team einsatzbereit. Daraus resultierte eine weitere Zeitersparnis zwischen 20 und 60 Minuten. Bei 2,6 % der Notfallvorstellungen wurden die Patienten zu einem späteren Zeitpunkt, meist zur Rekonstruktion bei Schädel-Basis-Verletzungen in unsere Behandlung übernommen. Dagegen bedurften mehr als 80 % der Verunfallten zwar einer fachkonsiliarischen Mitbetreuung einschließlich Vereinbarung der optimalen Intensivtherapie, aber keiner operativen neurochirurgischen Behandlung, meist im Gegensatz zur primären Erwartung der vorstellenden Kollegen. Eine gewisse Einschränkung muß aber gemacht werden, da in zwei Kliniken die Versorgung epiduraler Hämatome durch Traumatologen selbständig möglich ist.

2.2.4.7.2
Intrazerebrale Blutungen
Hier war die Erwartung einer sofortigen Übernahme noch stärker ausgeprägt als bei den Schädel-Hirn-Traumen, aber nur 14 % der Patienten bedurften tatsächlich eines sofortigen oder auch späteren neurochirurgischen Eingriffs. Die übrigen konnten in den erstbehandelnden Häusern konservativ versorgt werden oder es war wegen der eindeutig infausten Prognose ein operatives Vorgehen nicht mehr indiziert.

2.2.4.7.3
Spontane subarachnoidale Blutungen
In der dritten Gruppe der spontanen subarachnoidalen Blutungen bei Verdacht auf Ruptur eines Hirngefäßaneurysmas zeigte sich eine andere Situation. 24 % der Patienten wurden zur Frühoperation und 27 % zu einem späteren Zeitpunkt übernommen. Bei den meisten Patienten wurden Computertomogramme vorgestellt und die Indikation zur zerebralen Angiographie mit uns abgesprochen. Diese wurde

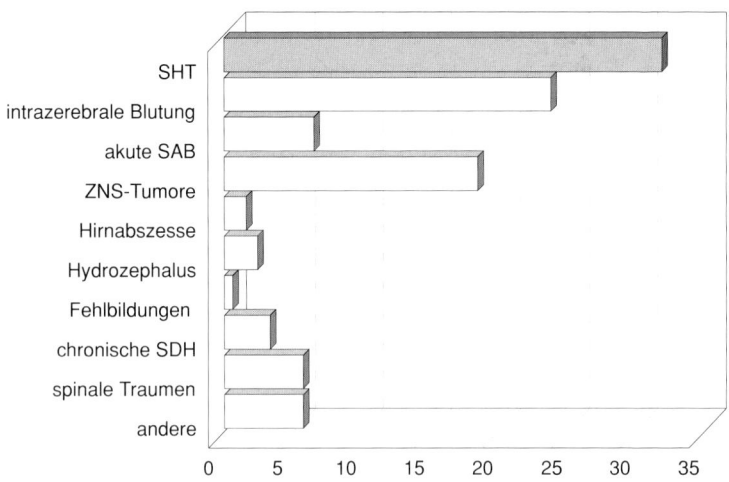

Abb. 2.9: Krankheitsbilder der vorgestellten Patienten: Schädel-Hirn-Traumen überwiegen, gefolgt von spontanen Blutungen

z.T. in den Partnerkliniken durchgeführt, die über eine vergleichbare gerätetechnische Ausstattung verfügen. Besonders positiv wirkte sich dies während eines längerdauernden Umbaus unserer Angiographieanlage aus.

2.2.4.7.4
Wirbelsäulenfrakturen und Rückenmarksverletzungen
Noch höher war die Erwartung einer sofortigen Übernahme bei den Wirbelsäulenverletzungen. 97 % wurden mit höchster Dringlichkeit angemeldet, die sich aber nur bei 16 % bestätigte, z.B. bei progredienter Querschnittssymptomatik. Mehr als 3/4 der Patienten bedurften einer späteren operativen Therapie zur Stabilisierung der Wirbelsäule (deutlich weniger dringlich). Da Wirbelsäulenverletzungen häufig bei Polytraumen auftreten, besteht gerade in der Frühphase eine hohe Transportgefährdung der Patienten (Schockphase, zusätzliche Verletzung der großen Körperhöhlen). Deshalb ist eine besonders sorgfältige Abstimmung des diagnostischen und therapeutischen Vorgehens wichtig.

2.2.4.7.5
Tumorerkrankungen des ZNS

Prinzipiell unterschiedlich war die Telekonsultation bei Tumorerkrankungen des ZNS. Die überwiegende Mehrheit dieser Patientengruppe wurde ohne Dringlichkeit meist mit der Frage zur allgemeinen OP-Indikation vorgestellt. Von diesen konnten bei 76 % sofort und bei 12 % nach ergänzender Diagnostik ein Termin zur Verlegung und planmäßigen Operation vereinbart werden. Bei den wenigen als sehr dringend vorgestellten Patienten erfolgte in 6 % eine sofortige und in 66 % eine spätere Verlegung in unsere Klinik. In 2 % der Fälle wurde ein anschließendes direktes Konsil in der jeweiligen Klinik vorgenommen. Bei den übrigen Patienten war eine Operation nicht oder nicht mehr indiziert, und es konnte ohne zeitliche Verzögerung eine adäquate konservative Therapie begonnen werden, die bei der Konsultation abgesprochen wurde.

2.2.5
Ausgewählte Fallbeispiele

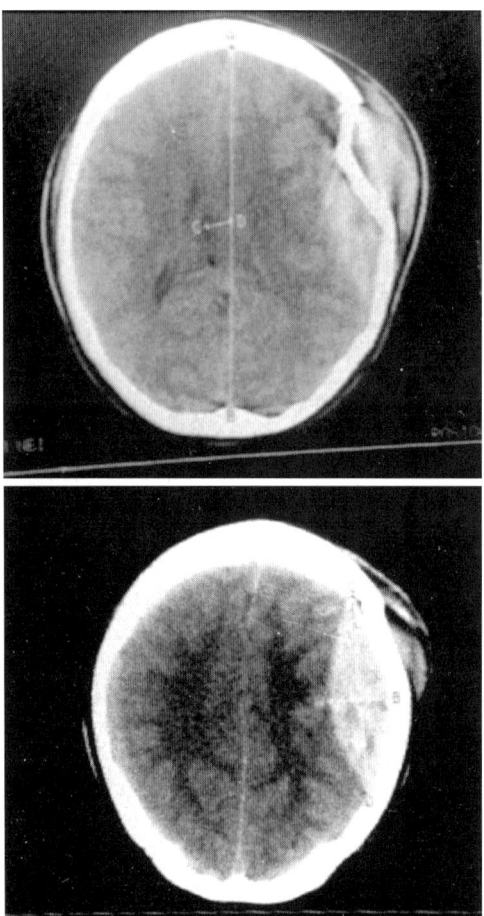

Fall 1: 16jährige Patientin, PKW-Unfall, Impressionsfraktur frontotemporal links mit großem epiduralen Hämatom und Mittellinienverlagerung. Sofortige Übernahme der Patientin aus 100 km entfernten Krankenhaus zur Operation direkt in den vorbereiteten OP-Saal. Völlige Wiederherstellung ohne bleibendes neurologisches Defizit.

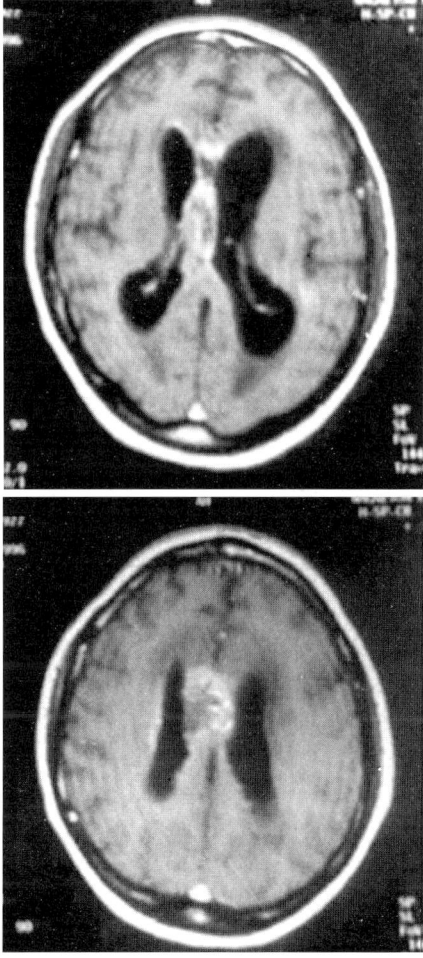

Fall 2: 63jähriger Patient, maligner Tumor im Dach des 3. Ventrikels mit Infiltration des corpus callosum; akute Aufnahme in einem 30 km entfernten Krankenhaus nach symptomatischem generalisierten Krampfanfall. Zum Vorstellungszeitpunkt war der Patient etwas verlangsamt. Anhand der übertragenen Bilder wurde eine Notfallindikation zur Verlegung ausgeschlossen. Der Patient stellte sich zur Beratung in unserer Poliklinik vor.

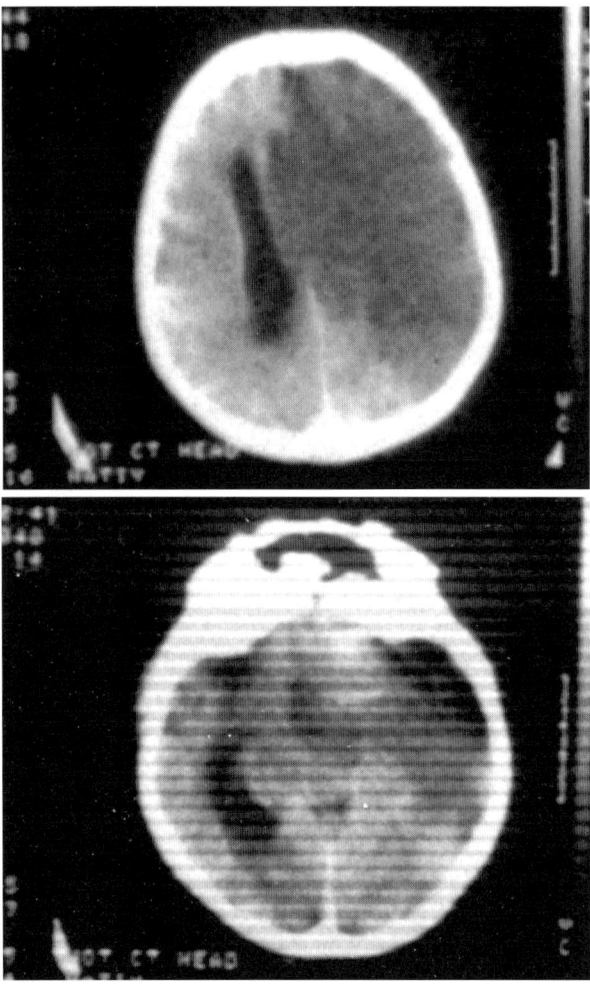

Fall 3: 77jährige Patientin mit ausgedehntem Masseninfarkt der gesamten rechten Hemisphäre. Die Aufnahme erfolgte in 100 km entferntem Krankenhaus, zum Untersuchungszeitpunkt im Mittelhirnsyndrom. Eine Operationsindikation bestand nicht mehr (unteres Bild mit Übertragungsfehler durch Abschalten der automatischen Fehlerkorrektur).

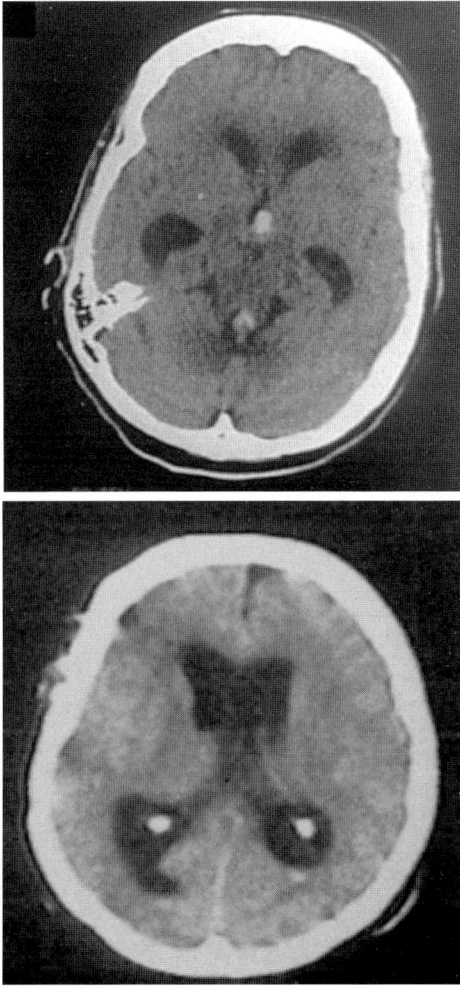

Fall 4: 72jähriger bewußtloser Patient mit spontaner hypertoner Blutung, Einbruch in den 3. und 4. Ventrikel resultierender Verschlußhydrozephalus. Übernahme aus dem 100 km entfernten Krankenhaus, endoskopische Ventrikulostomie und Entfernung des Clots aus dem Aquaeduct. Drei Wochen später mit geringen neurologischen Ausfällen Verlegung in eine Rehabilitationsklinik.

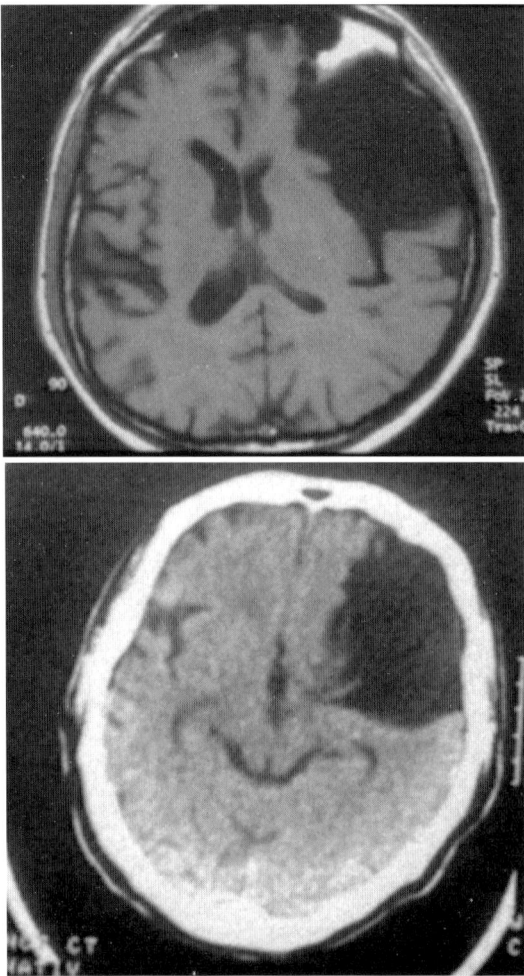

Fall 5: 32jährige Patientin, Arachnoidalzyste als Zufallsbefund im MRT, klinisch leichte Kopfschmerzen. Die Erstdiagnose: zystischer Tumor konnte durch Telekonsil ausgeschlossen werden. Keine OP-Indikation.

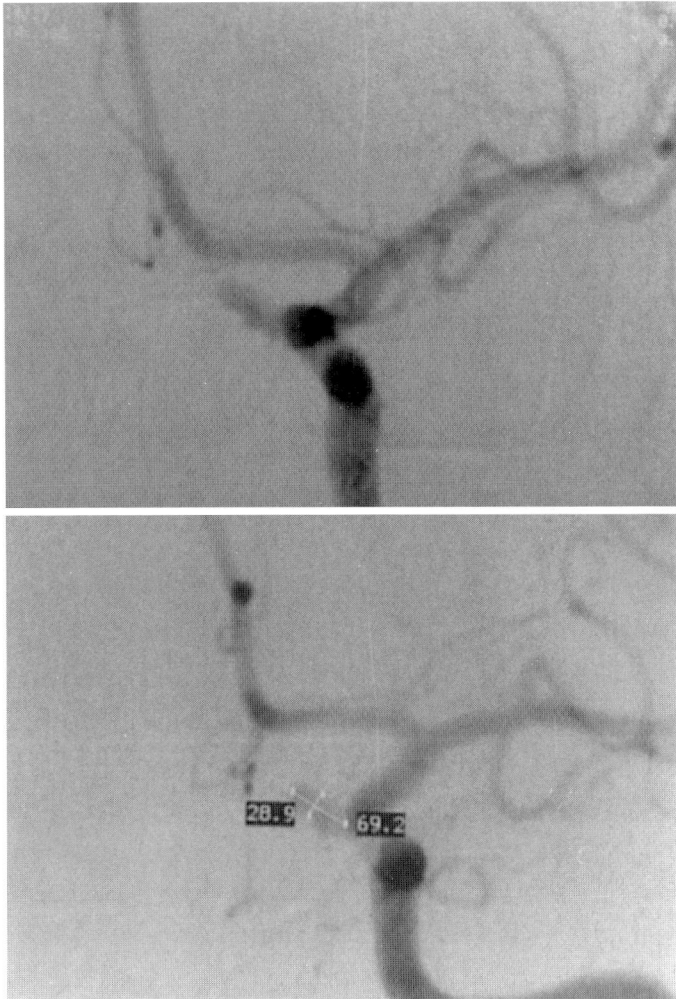

Fall 6: 42jähriger Patient, am Vortag akute Subarachnoidalblutung aus einem Riesenaneurysma der A. carotis interna. Übernahme aus dem 35 km entfernten Krankenhaus; vier Stunden später Clippung des Aneurysmas. Der Patient ist inzwischen wieder berufstätig.

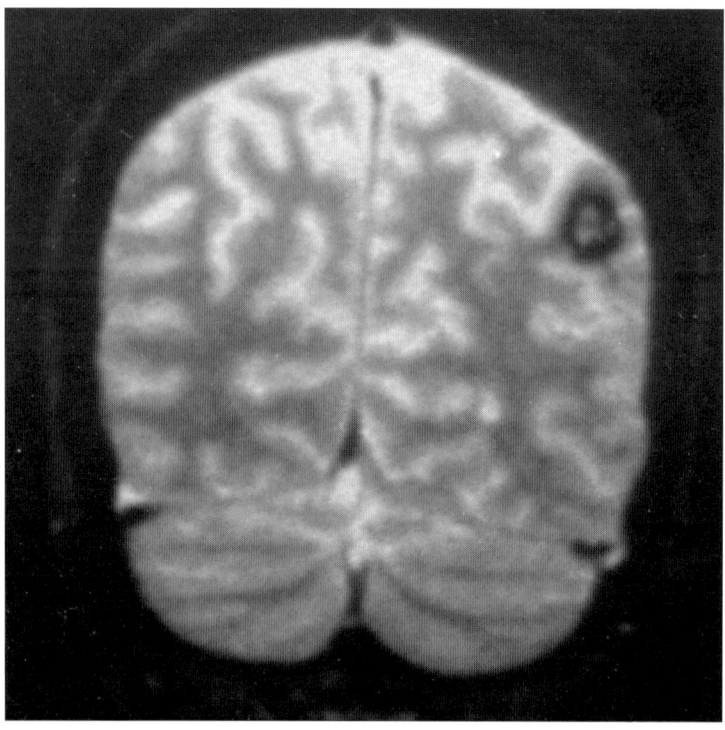

Fall 7: 23jähriger Patient, erstmaliger Krampfanfall. Im Kernspintomogramm kleines Cavernom, das den epileptogenen Focus bildet. Keine Übernahmedringlichkeit. Aufnahme zu einem geplanten Termin. Entfernung des Cavernoms unter neuronavigatorischer Führung. Die gleichzeitig durchgeführte Elektrokortikographie zeigte in den Randzonen zusätzliche epileptogene Aktivität, aktive Randzone computergestützt reseziert. Patient ist anfallsfrei und ohne neurologische Ausfälle.

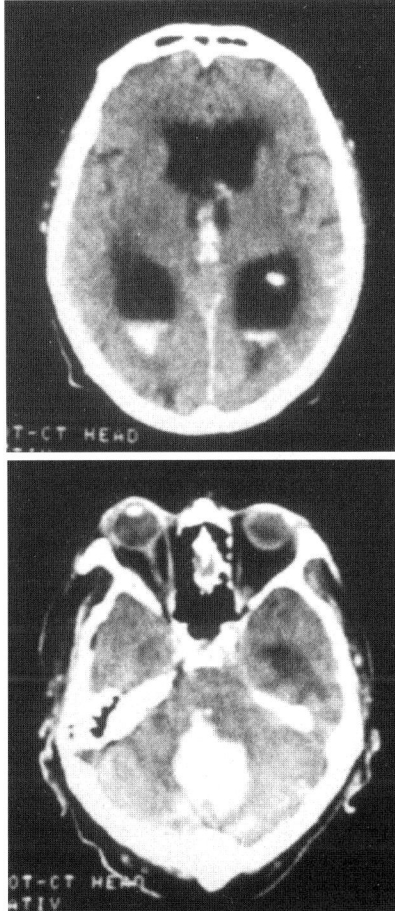

Fall 8: 63jährige Patientin mit akutem Verschlußhydrozephalus durch Kleinhirnblutung mit Einbruch in den 4. Ventrikel. Patientin somnolent; sofortige Verlegung in unsere Klinik. Die Blutung wurde unmittelbar nach Ankunft ausgeräumt. Rückbildung des Hydrozephalus. Drei Wochen später Verlegung der wachen, kooperativen und mobilen Patientin in eine Rehabilitationsklinik.

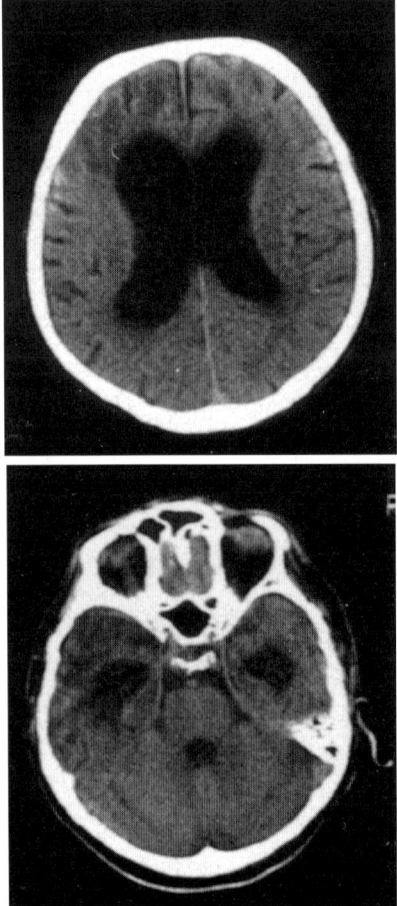

Fall 9: 56jähriger Patient, vermutlich seit zwei Jahren chronischer Hydrozephalus. Übernahme nach ausführlichem Beratungsgespräch ohne Dringlichkeit.

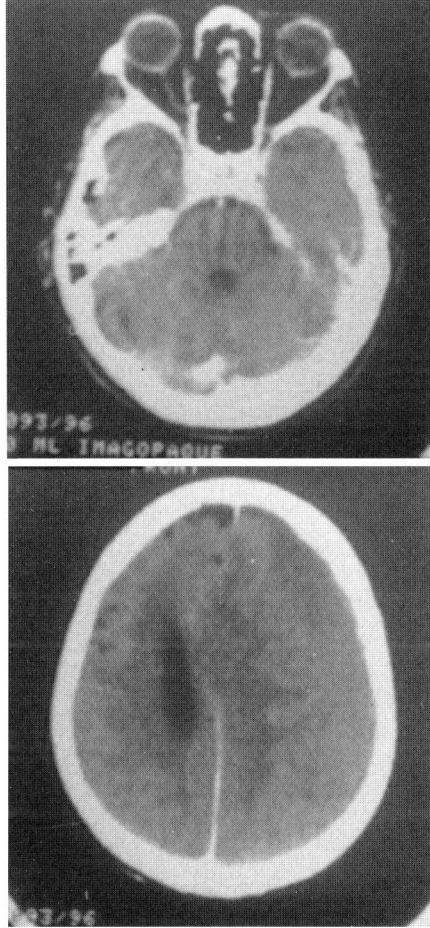

Fall 10: 75jährige Patientin mit großem chronischen Subduralhämatom, zum Vorstellungszeitpunkt hemiparetisch und komatös. Unmittelbare Verlegung in unsere Klinik zur Drainage der chronischen Blutung.

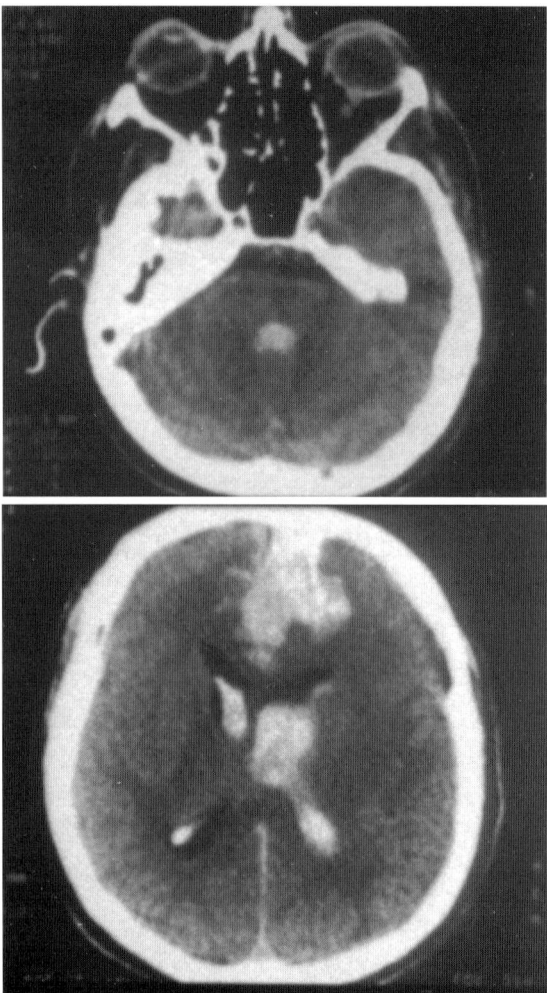

Fall 11: Atypische intrazerebrale Blutung links frontal, Drängen der vorstellenden Klinik zur operativen Ausräumung der Blutung. Die auf unsere Veranlassung zunächst durchgeführte Angiographie zeigte ein Aneurysma der A. comm. ant. als Blutungsursache. Der Patient wurde darauf zur Clippung des Aneurysmas in unsere Klinik verlegt.

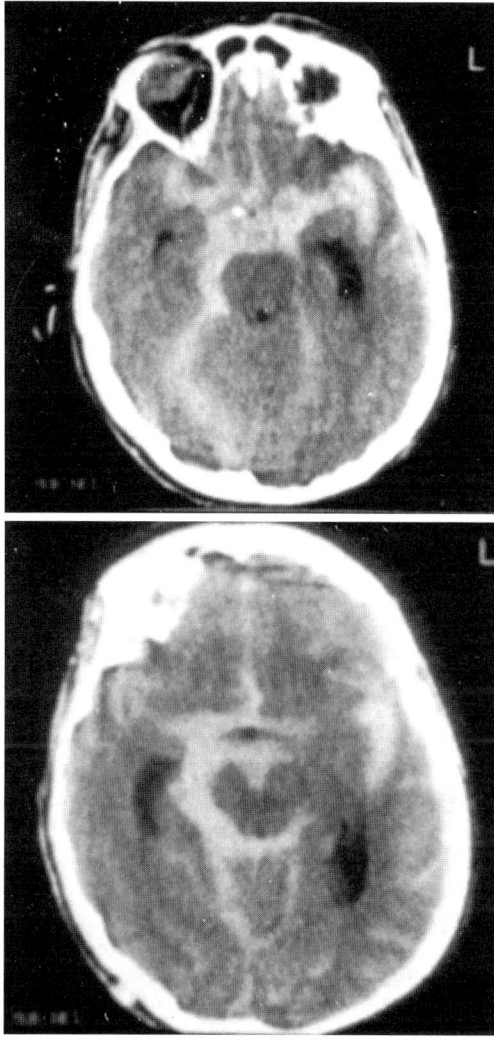

Fall 12: Schwere spontane Subarachnoidalblutung bei 43jähriger Patientin, zum Vorstellungszeitpunkt bereits im Bulbärhirnsyndrom. Weitere Diagnostik bei infauster Prognose nicht mehr sinnvoll.

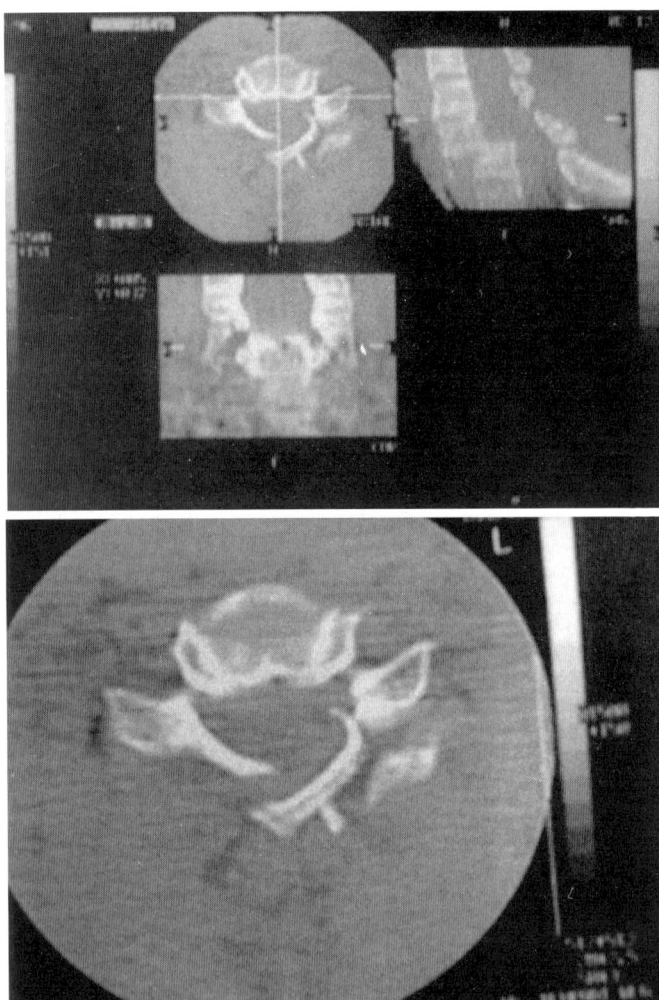

Fall 13: Luxationsfraktur HWK 6/7 mit Bogenbruch. Zum Vorstellungszeitpunkt progrediente inkomplette Tetraparese, nach sofortiger Anlage einer Crutchfiel-Extension im vorstellenden Krankenhaus rasche Rückbildung. Erst im Anschluß daran Patient in unsere Klinik verlegt und operativ stabilisiert.

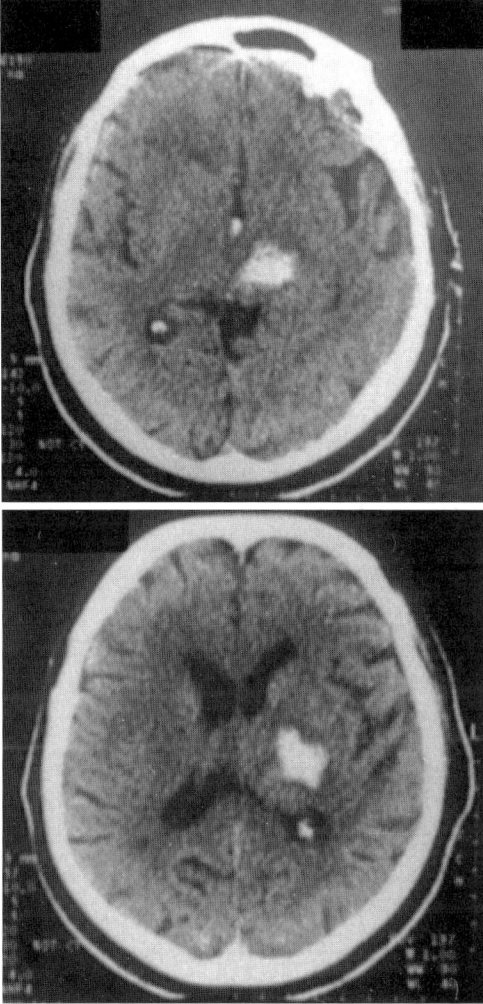

Fall 14: 72jähriger mit höchster Dringlichkeit angemeldeter Patient mit nur kleiner spontanen hypertonen Blutung. Keine Raumforderung, keine Indikation zur Operation. Im aufnehmenden Krankenhaus weiter konservative Behandlung.

2.2.6
Konsequenzen

2.2.6.1
Verbesserung der Patientenbetreuung

Durch den Einsatz der Bildkommunikation gelang es, die katastrophale Versorgungslage in unserer Region im Fachgebiet Neurochirurgie spürbar zu entspannen. In allen größeren Häusern dieses Bundeslandes (mit Computertomograph) ist so heute innerhalb von Minuten eine qualifizierte Beurteilung neurochirurgischer Erkrankungen möglich. Natürlich kann durch die Telekommunikation der operativ tätige Neurochirurg am Patienten nicht ersetzt werden. Aber schon die Verfügbarkeit des entsprechenden Fachwissens in allen Kliniken auf der Basis der beurteilten Bilddaten und der vorgetragenen klinischen Untersuchung führt zu einer differenzierteren, qualifizierteren und schnelleren Versorgung der einzelnen Patienten.

Auch wenn die derzeitigen technischen Voraussetzungen erst bei einem Teil der Terminals eine reduzierte Bewegtbildübertragung gestatten, die qualitativ nicht mit dem Projekten Medkom und Medkom II zu vergleichen sind, kann ein wesentlicher Teil der relevanten Befunde über das Standbildtelefon bzw. das neuere Mediphon übertragen werden. Durch die gezielte Auswahl von Patienten, die von einer neurochirurgischen Therapie profitieren können, wurde eine Vielzahl überflüssiger Transporte vermieden.

Da jeder dieser nicht indizierten Transporte eine erhebliche Belastung darstellt, z.T. eine vitale Gefährdung der Patienten beinhaltet, profitiert auch diese Patientengruppe vom Einsatz des Bildtelefons. Ebenso konnten die planlosen, teuren Verlegungen moribunder Patienten vermieden werden. So berichteten Kanter und Mitarbeiter (34) 1992 über eine in ihrer prospektiven Studie nachgewiesenen Zunahme der Morbidität von mehr als 10 % bei Intensivverlegungen. McCloskey et al. (39) und Henning et al. (23) fanden ähnliche Ergebnisse in ihrem pädiatrischen Patientengut. Barry (3) konnte bei 75 % seiner Patienten während dieser Transporte signifikante Veränderungen der Vitalparameter nachweisen, von denen 1/5 zu einer ernsthaften Bedrohung geführt haben. Evans et al. (14) und Bernoulli (5) verlangten wegen dieser hohen Gefährdung bei Transporten schon innerhalb einer Klinik eine äußerst strenge Indikationsstellung.

Neben den erheblichen Risiken sollte auch der zeitliche und finanzielle Aufwand für solche Verlegungen beachtet werden. So sind nach Runcie und Mitarbeiter (50) etwa 50 Minuten Vorbereitungszeit für eine Intensivverlegung mittels Rettungswagen und 84 Minuten bei Sanitätsflügen notwendig. Hurst et al. (25) konnten Kosten von 600 $ bei Intensivtransporten innerhalb einer Klinik nachweisen.

Ein weiterer Vorteil liegt in der spürbaren Entlastung unserer eigenen Intensivkapazität, die sowohl eine schnellere Aufnahme von Notfallpatienten als auch eine höhere Anzahl von geplanten Operationen mit anschließender intensivmedizinischer Überwachung möglich machte. Für die Patienten, die direkt zur operativen Therapie übernommen werden, gelingt es, durch die Vorabübertragung der Bilder einen weiteren spürbaren Zeitvorteil zu erringen. Während vor Einführung der Bildübertragung zunächst eine eingehende Beurteilung der mitgegebenen klinischen und bildgebenden Befunde zur Stellung der Operationsindikation notwendig war, kann jetzt ohne Zeitverzug die vorbereitete Operation beginnen. Die Zeitspanne zwischen Bildübertragung und Eintreffen des Patienten wird für die organisatorische Vorbereitung genutzt.

Unter dem derzeit herrschenden ökonomischen Druck im Gesundheitswesen müssen zur weiteren Verbesserung der Patientenbetreuung neue, unorthodoxe Wege gegangen werden. Natürlich stellt der Einsatz der Telemedizin keine Universallösung dar, jedoch kann die breite Anwendung dieser mehr als kostenneutralen Methode einen spürbaren Beitrag dazu leisten.

2.2.6.2
Struktur des Netzwerkes und Standorte der Terminals

Die Struktur eines Netzwerkes sollte sich mit dem Versorgungsgebiet der Klinik decken. Die Kommunikation zwischen gleichwertigen oder sehr weit entfernten Kliniken reduziert sich auf wenige Sonderfälle, die allein besondere Investitionskosten nicht rechtfertigen (s. Terminals in Neubrandenburg und Neustrelitz). Folgerichtig beziehen wir

in der nun durchgeführten Erweiterung die zu unserem Versorgungsgebiet gehörigen Kreiskrankenhäuser, die inzwischen auch über moderne Computertomographen verfügen, in das Netzwerk mit ein.
Gleichzeitig können diese Terminals von den mit den Kliniken assozi-
ierten niedergelassenen Radiologen genutzt werden.

Bei der flächendeckenden Installation solcher Anlagen sollte auf
Kompatibilität geachtet werden, um den durch die zunehmende Spezialisierung steigenden Informationsbedarf über die Grenzen des eigenen Einzugsgebiets hinaus befriedigen zu können. „Offene" Systeme mit allgemein verfügbaren Standards (z.B. via PC und Internet)
kommen aus Datenschutzgründen aber nicht in Frage. Möglichst uni-
verselle Kompatibilität muß mit einer der ärztlichen Geheimhal-
tungspflicht entsprechenden datenschutzrechtlichen Sicherheit verbunden sein.

Eine nicht zu unterschätzende Bedeutung kommt der Frage nach
dem Standort einer solchen Anlage innerhalb einer Klinik zu. Dabei
müssen sowohl der Datenschutz als auch eine 24stündige Verfügbarkeit gewährleistet sein.

2.3
Literaturverzeichnis (zu den Kapiteln 1 und 2)

1. ACR Policy Statement on Emergency Radiology Ergänzung 9/11/85.
2. Andrus WS, Dreyfuss JR, Jaffer F et al.: Interpretation of roentgenograms via interactive television. Radiology 116:25–31, 1975.
3. Barry PW, Ralston C: Adverse events occuring during interhospital transfer of the
   critically ill. Arch Dis Child 71:8–11, 1994.
4. Becker RL, Jr., Specht CS, Jones R, Rueda Pedraza ME, O'Leary TJ.: Use of remote video
   microscopy (telepathology) as an adjunct to neurosurgical frozen section consultation. Hum Pathol 24:909–11, 1993.
5. Bernoulli L, Zollinger A: Monitoring während Sekundärtransporten. Schweiz Med
   Wochenschrift 120:169–173, 1990.
6. Carey LS, O'Connor BD, Bach DB, Hobbs BB, Hutton LC, Lefcoe MS, Lyons RO, Munro
   TG, Paterson RG, Rankin RN, et al. Digital teleradiology: Seaforth-London network.
   Can Assoc Radiol J 1989;40:71–4.
7. Carey LS, Russel ES, Johnston EE et al.: Radiological consultation of a remote
   Canadian hospital using Hermes spacecraft. J Can Assoc Radiol 30:12-20, 1979.
8. Carey LS. Slow scan (narrowband) teleradiology [editorial]. J Can Assoc Radiol
   1982;33:218–9.

9. Cawthon MA, Goeringer F, Telepak RJ, Burton BS, Pupa SH, Willis Ch E, Hansen MF: Preliminary Assessment of Computed Tomography and Satellite Teleradiology from Operation Desert Storm. Invest Radiol 26:854–857, 1991.

10. Cunningham N, Marshall C, Glazer E.: Telemedicine in pediatric primary care. Favorable experience in nurse-staffed inner-city clinic. JAMA 1978;240:2749-51.

11. Danilovic Z, Dzubur A, Seiwerth S: Concept of telepathology in Croatia. Arch Anat Cytol Pathol 43:282–4, 1995.

12. Dwyer TF: Telepsychiaty: psychiatric consultation by interactive television. Am J Psych 130:865–869, 1973.

13. Eide TJ, Nordrum I: Current status of telepathology. APMIS 102:881-90, 1994.

14. Evans A, Winslow EH: Oxygen saturation and hemodynamic response in critically ill, mechanically ventilated adults during intrahospital transport. Am J Crit Care 4:106-111, 1995.

15. Fuchs M: Provider attitudes toward STARPAHC: a telemedicine project on the Papago reservation. Med Care 1979;17:59–68.

16. Gaab MR, Trost HA, Alcantara A, et al.: „Ultrahigh" Dexamethasone in acute brain injury; Results from a prospektive randomized double-blind multicenter trial (GUDHIS). Zentralbl. Neurochir. 55:135-43, 1994.

17. Gayler BW, Gitlin JN, Rappaport W et al.: An evaluation of an microcomputerbased system. Radiology 140:355–360, 1981.

18. Goldberg MA, Sharif HS, Rosenthal DI, Black Schaffer S, Flotte TJ, Colvin RB, Thrall JH: Making global telemedicine practical and affordable: demonstrations from the Middle East. AJR Am J Roentgenol 163:1495–500, 1994.

19. Goncalves L, Cunha C: Telemedicine project in the Azores Islands. Arch Anat Cytol Pathol 43:285–7, 1995.

20. Grundy BL, Crawford P, Jones PK, Kiley ML, Reisman A, Pao YH, Wilkerson EL, Gravenstein JS: Telemedicine in critical care: an experiment in health care delivery. JACEP 1977;6:439–44.

21. Hahn CH, Handels H, Rinast E, Bernardes P, Busch CH, Kuhn V, Miehe J, Will A, Putzar H, Rosler K: ISDN based teleradiology and image analysis with the software system KAMEDIN. Medinfo; 8 Pt 2:1511-4, 1995.

22. Henceroth S: Project STARPAHC Export Decision Model Final Report, Indian Health Service. Tuscon, Arizona, U.S: Department of Health and Human Resources, 1977.

23. Henning R, McNamara V: Difficulties encountered in transport of the critically ill child. Pediatr Emerg Care 7:133-137, 1991.

24. Hounsfield GN: Computerized transverse axial scanning (tomography). 1. Description of system. Br J Radiol 46(552):1016-22, Dec. 1973.

25. Hurst JM, Davis K Jr, Johnson DJ et al.: Cost and complications during in-hospital transport of critically ill patients: a prospective cohort study. J Trauma 33: 582-585, 1992.

26. International X-Ray Corporation: Telephone transmission of diagnostic images aids multiple location practice. Radiology/ Nuclear Medicine Magazine 10:70-71, 1980.

27. James JJ, Fill W, Mangelsdorff AD et al.: Interpretation of radiographic images transmitted via satellite. Milit Med 147:288-295, 1982.

28. James JJ, Grabowski W, Mangelsdorff AD: The transmission and interpretation of emergency department radiographs. Ann Emerg Med 11:404-408, 1982.

29. Jelaso DV, Southworth G, Purcel LH: Telephone Transmission of radiographic images. Radiology 127:147-149, 1978.

30. Justice JW, Decker PG: Telemedicine in a rural health delivery system. In: Advance in Biomedical Engineering. (ed. Brown JHR), New York, Academic Press 1979.

31. Jutra A: Teleroentgen diagnosis by means of videotape recording. (Editorial) AJR, 82:1099-1102, 1959.

32. Kagetsu NJ, Zulauf D, Ablow RC: Clinical trial of digital emergency teleradiology in the practice of emergency room radiology. Radiology 165:551-554, 1987.

33. Kagetsu NJ, Zulauf DRP, Ablow RC. Teleradiology in the Emergency Room. Applied Radiology 1989;33-5.

34. Kanter RK, Boeing NM, Hannan WP, Kanter DL: Excess morbidity associated with inter-hospital transport. Pediatrics 9:893-898, 1992.

35. Kayser K, Drlicek M, Rahn W: Aids of telepathology in intra-operative histomor-phological tumor diagnosis and classification. In Vivo 7:395-8, 1993.

36. Lear JL, Manco Johnson M, Feyerabend A, Anderson G, Robinson D: Ultra-high-speed teleradiology with ISDN technology. Radiology 1989;171:862-3.

37. Lester RG, O'Foghludha F, Porter F et al.: Transmission of radiologic information by satellite: Radiology 109:731-732, 1973.

38. Martin E, Dusserre P, Fages A, Hauri P, Vieillefond A, Bastien H: Telepathology: a new tool of pathology? Presentation of a French national network. Zentralbl Pathol 138:419-23, 1992.

39. McCloskey KA, Johnston C: Critical care interhospital transports: predictability of the need for a pediatrician. Pediatr. Emerg Care 6:89-92, 1990.

40. McLain PL, Kirkwood CR: The quality of emergency room radiograph interpreta-tions. J Fam Prac 20:443-448, 1985.

41. Miaoulis G, Protopapa E, Skourlas C, Delides G: Supporting telemicroscopy and laboratory. Arch Anat Cytol Pathol 43:275-81, 1995.

42. Murphy RHL, Barber D, Broadhurst A, et al.: Microwave Transmission of Chest Roentgenograms. Am Rev Respir Dis 1970;102:771-7.

43. Murphy RLH, Bird KT: Telediagnosis: A new community health resource. Am J Public Health 64:113-119, 1974.

44. Murphy RLH, Block PD, Bird KT: Accuracy of cardiac auscultation by microwave. Chest 8:578-581, 1973.

45. Nani MT, Niccolai F, Vannucchi L et al.: (Teleradiography for diagnosis in emergency care. A clinical experience), Radiol Med Torino 84:451-454, 1992.

46. Pagé G, Gregoire A, Galand C et al.: Teleradiology in northern Quebec. Radiology 140: 361-366, 1981

47. Pagé G, Sylvestre J, Roberge FA et al.: Narrowband teleradiology. J Can Ass Radiol 33: 221-226, 1983.

48. Rayman RB.: Telemedicine: Military Applications. Aviation, Space, and Environ-mental Medicine 1992;63:135-7.

49. Rickels E, Gaab MR, Dietz H.: Telekommunikationssysteme in der Versorgung neurochirurgischer Notfälle am Beispiel Hannover. Intensivmed 1995;32:367-9.

50. Runcie CJ, Reeve WR, Wallce PG: Preparation of the critically ill for interhospital transfer. Anesthesia 47: 327-331, 1992.
51. Schiffer M: Legal aspects of telepathology. Zentralbl Pathol 138:393-4, 1992.
52. Shimosato Y, Yagi Y, Yamagashi K et al.: Experience and present status of telepathology in the National Cancer Center Hospital, Tokyo. Zentralbl Pathol 138:413-417, 1993.
53. Sorby WA, Gates S,Porti A et al.: An evaluation of a high resolution closed-circuit television link in a hospital radiology department. J Can Assoc Radiol 26:158-161, 1975.
54. Trippi JA, Lee KS, Kopp G et al.: Emergency echocardiography telemedicine: an efficient method to provide 24-hour consultative echocardiography. J Am Coll Cardiol 27:1748-1752, 1996.
55. Webber MM, Corbus HF: Image communication by telephone, J Nucl Med 13:379-381, 1972.
56. Webber MM, Wilk S, Pirruccello R et al.: Telecommunication of images in the practice of diagnostic radiology. Radiology 109:1-74, 1973.
57. Weinberg DS: How is telepathology being used to improve patient care? Clin Chem 42:831-5, 1996.
58. Weinstein RS, Bhattacharyya A, Yu YP, Davis JR, Byers JM, Graham AR, Martinez R: Pathology consultation services via the Arizona-International Telemedicine Network. Arch Anat Cytol Pathol 43:219-26, 1995.
59. Weinstein RS, Bloom KJ, Rozek LS: Telepathology. Long-distance diagnosis. Am J Clin Pathol 1989;91:S39-42.
60. Wilson M, Foote D, Parker E et al.: Telemedicine in Alaska. The ATS-6 satellite biomedical demonstration. Stanford, California, Institute for Communication Research, Stanford University, February 1976.
61. Wittson CL, Affleck DC, Johnson V: The uses of two way television in group therapy. Final Report (Grant OM-465, National Institute of Mental Health, Public Health Service, Department of Health, Education and Welfare), Nebraska Psychiatric Institute, University of Nebraska College of Medicine, April 30, 1961.
62. Wittson CL, Benschoter R: Two-way television: helping the medical center reach out. Am J Psych 129:624-627, 1972.

3 Der Einsatz der medizinischen Tele-
kommunikation in der Neurochirurgie
aus Sicht der Ökonomie

3.1 Vorbemerkungen

Gegenstand der Betrachtungen sind die ökonomischen Gegebenheiten und Möglichkeiten beim Einsatz von Telekommunikationssystemen. Dabei wird modellhaft auf die gesammelten und in diesem Band dokumentierten Erfahrungen und Erkenntnisse in Mecklenburg-Vorpommern Bezug genommen. Dort wurde 1992 das erste flächendeckende Bildkommunikationssystem eingeführt, welches insbesondere in der Akutversorgung eine breite Akzeptanz gefunden hat. Die hier vorgestellten Daten stammen aus einer Evaluierung des eingeführten Systems in den Einrichtungen Rostock, Stralsund, Neubrandenburg und Greifswald und einer Vorstudie, welche in Vorbereitung der Implementierung einer weiteren Ausbaustufe des Systems durchgeführt wurde.

Das Ziel ist, nicht nur die Ergebnisse aus Mecklenburg-Vorpommern zur Diskussion zu stellen. Vielmehr wird der Versuch unternommen, daraus verallgemeinerungswürdige Aussagen für potentielle Nachahmer und für eine breite Einführung der Telekommunikation in die Medizin bereitzustellen.

3.2
Die neurochirurgische Versorgung einer Region beim Einsatz herkömmlicher Kommunikationsmittel

3.2.1
Ablauforganisation der neurochirurgischen Versorgung

Das zugrundeliegende Ablaufschema auf der Makroebene beginnt beim Eintritt der Gefährdung, hervorgerufen durch einen Unfall oder als Folge einer Erkrankung und geht über die Befundung mit anschließender Therapie bis hin zur Rehabilitation. Bezogen auf diesen groben Ablauf ist es indifferent, ob im Rahmen von Befundung und Therapie ein Bildkommunikationssystem zum Einsatz gelangt oder nicht. Der Ablauf bleibt unverändert. Anders verhält es sich, wendet man sich der Mikroebene zu und wählt die Beziehungen der in diesem Prozeß kooperierenden Einrichtungen zueinander als Betrachtungsobjekt. Hier werden hauptsächlich in den organisatorischen Abläufen Veränderungen eintreten, die sich in konkreten Patientenbewegungen ausdrücken und Kostenwirkungen in verschiedenen Bereichen erwarten lassen.

Wird in einem peripheren Krankenhaus der Stufe Regel- oder Schwerpunktversorgung ein Patient mit Schädigungen im Schädel-Hirn-Bereich oder im Bereich der Wirbelsäule eingeliefert, so erfolgt dort eine primäre Notversorgung (vgl. Abb. 3.1). Nach einer Stabilisierung der Vitalfunktionen wird u.a. meistens mittels Computertomographie (CT) eine Diagnose erstellt. Bestätigt sich in der Diagnose das Vorliegen einer Schädigung, so stellt der Arzt des peripheren Krankenhauses den Patienten zunächst telefonisch bei der Neurochirurgie in Greifswald vor.

Da in einer solchen Situation nahezu jede Vorstellung mit dem Wunsch nach sofortiger Übernahme verbunden ist, liegt es in der Entscheidung des diensthabenden Arztes in Greifswald, welchen weiteren Fortgang die Behandlung nimmt. Der fernmündliche Befund als alleiniges Entscheidungskriterium erweist sich dabei meist als problematisch. Dies ist darauf zurückzuführen, daß dem Neurochirurgen der zu versorgende Patient bestenfalls von einem Chirurgen,

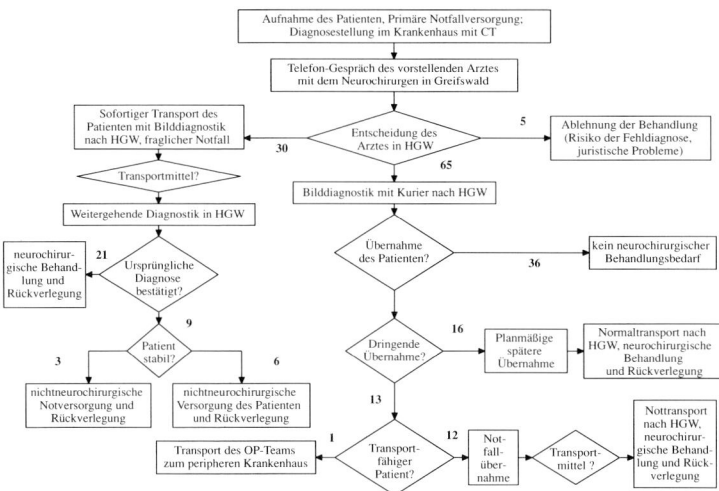

Abb. 3.1: Behandlungsverläufe vor dem Einsatz eines Bildkommunikationssystems[1]

schon wesentlich seltener von einem Neurologen vorgestellt wird. Die Folge sind bewußte oder unbewußte Unsicherheiten in der klinischen Befunderstellung und/oder in der Bildbeschreibung, die dazu führen, daß der Greifswalder Neurochirurg schon aus Gründen der juristischen Absicherung in ca. 30 % der Fälle dem Wunsch nach einer sofortigen Übernahme des Patienten ohne vorherige Kenntnis der Bilddiagnostik und oft ohne klare Vorstellung von dem Patienten nachkommt.

In 65 % der Fälle wird auf Grund der stabilen Vitalfunktionen des Patienten und der kurzen Anfahrt in Verbindung mit der Tatsache, daß bei der konkreten Gefährdung nicht Minuten, sondern Stunden entscheiden, auf einem vorherigen Antransport der Bilddiagnostik mittels Kurier nach Greifswald bestanden. Ob und wenn ja, in welcher Form (Notfallübernahme oder planmäßige Übernahme) der Patient

---

[1] Die Zahlenangaben spiegeln die Häufigkeiten der beobachteten Behandlungsverläufe wider. HGW: Hansestadt Greifswald.

übernommen wird, ist dann das Ergebnis der Auswertung der überbrachten Bilder. In weiteren 5 % der vorgestellten Fälle erfolgt seitens des Greifswalder Arztes auf Basis des fernmündlichen Befundes eine Ablehnung des Patienten. Hierbei bestehen jedoch erhebliche juristische und ethische Probleme hinsichtlich einer möglichen Fehleinschätzung der Diagnose durch den Greifswalder Neurochirurgen.

Für den Fall des sofortigen Transportes des Patienten nach Greifswald bekommen die Neurochirurgen erstmals die Bilder gemeinsam mit dem Patienten zur Kenntnis. Dies macht eine Überprüfung der ursprünglichen Diagnose erforderlich. Liegt eine Schädigung im Schädel-Hirn-Bereich oder Wirbelsäulenbereich vor, wird die neurochirurgische Behandlung durchgeführt und der Patient später in das periphere Krankenhaus zurückverlegt oder einer Rehabilitationseinrichtung zugeführt. Jeder sofort antransportierte Patient mit Behandlungsbedarf (operativ oder konservativ!) verursacht, je nach Zustand, eine sofortige Inanspruchnahme der OP-Kapazität oder die Belegung eines Bettes auf der Intensiv- oder der neurochirurgischen Station bis zumindest eine Rücktransportfähigkeit des Patienten hergestellt ist. Letzteres erfolgt zu wesentlich höheren Kosten (Tagessatz) als dies in einem peripheren Krankenhaus zu erwarten wäre.

Die sofortige Inanspruchnahme der OP-Kapazität hat die Verschiebung des OP-Planes und der präoperativ vorbereiteten Patienten zur Folge. Weitere planmäßige Patienten werden somit später aufgenommen. Die präoperative Wartezeit der eingelieferten Patienten auf der Intensiv- oder neurochirurgischen Station bis die OP-Fähigkeit hergestellt ist, sei hier als die *relative Fehlverlegung*[2] bezeichnet.

Anderenfalls wird der Patient nichtneurochirurgisch notversorgt (Vitalfunktionen) und in Abhängigkeit von seiner Stabilität entweder danach sofort oder nach einem Aufenthalt auf der Intensiv- oder neurochirurgischen Station zurückverlegt. Diese Verfahrensweise

---

[2] Allgemeiner versteht man unter einer relativen Fehlverlegung, daß Patienten bezogen auf die folgende Behandlung zu früh in die entsprechende Einrichtung eingewiesen werden. Dies trifft beispielsweise zu, wenn eine Behandlung mit gerinnungshemmenden Medikamenten oder die Behandlungen von Begleitverletzungen bis zum Zeitpunkt der Verlegung nicht abgeschlossen wurde, was nicht selten ist.

führt nicht nur zu erheblichen Kostenbelastungen durch die Belegung mit fehlgeleiteten Patienten (*absolute Fehlverlegung*) und unnötigerweise verursachten Transportkosten, sondern ist auch aus medizinischen Gesichtspunkten als problematisch einzuschätzen: Bei 20 % der auf diesem Wege verlegten Patienten ist mit dem Auftreten von transportbedingten Komplikationen zu rechnen; die Hälfte davon mit potentieller vitaler Bedrohung.

Dem Kuriertransport der Bilddiagnostik nach Greifswald folgt die Übernahmeentscheidung durch den Neurochirurgen. In 55 % der Fälle ist zu erwarten, daß kein neurochirurgischer Behandlungsbedarf besteht. Die Übernahme des Patienten wird somit abgelehnt. Lediglich in 45 % der Fälle kommt es zu einer Folgeentscheidung, die die Beurteilung der Dringlichkeit der Übernahme beinhaltet. Nichtdringliche Patienten (54 % der zu übernehmenden Patienten) werden im Rahmen der planmäßigen Übernahme auf dem Wege des Normaltransports nach Greifswald gebracht. Ihnen wird der Termin mitgeteilt, an welchem sie sich, z.B. zur Operation, in der Neurochirurgie vorstellen können. Nach der Behandlung werden sie entweder an das periphere Krankenhaus zurücküberwiesen oder einer Rehabilitationseinrichtung übergeben.

Liegt der Bedarf einer dringenden Übernahme des Patienten vor, stellt sich die Frage der Transportfähigkeit des Patienten. Ist er transportfähig, wird ein Nottransport nach Greifswald organisiert. Im Falle der Nichttransportfähigkeit fährt ein OP-Team zum Konsil in das periphere Krankenhaus, und es erfolgt dort die Weiterbehandlung. In seltenen Fällen muß der Patient nach der Operation vom peripheren Krankenhaus in die Neurochirurgie nach Greifswald verlegt werden.

Neben dieser Form werden Vorstellungen von nicht akut gefährdeten Patienten auch über den Postweg vorgenommen: Der Arzt im peripheren Krankenhaus beläßt den Patienten in seiner Behandlung und bittet lediglich den Greifswalder Neurochirurgen um eine Epikrise. Erfahrungen besagen, daß der Vorgang des Verschickens der Bilder und deren Begutachtung mit anschließender Rückkopplung mit dem vorstellenden Arzt etwa sieben Tage dauert. Da es sich hierbei nur in absoluten Ausnahmefällen um Akut-Patienten handelt, wo nach der Begutachtung der Bilder eine Übernahme des Patienten zu erwarten ist, kann diese Verfahrensweise den Umständen entsprechend als ausreichend eingeschätzt werden. Gelegentlich findet sich aber bei diesen Patienten ein akutes Gefährdungspotential, was eine Telekommunikation empfiehlt.

3.2.2
Beurteilung der Kostensituation

3.2.2.1
Sachliche Abgrenzung und Kostenstellen

Mit Blick auf eine Modellrechnung, welche die Einsparungseffekte deutlich hervorheben soll, wird die Betrachtung der Kosten an den Erfordernissen einer Gesamtkostenrechnung ansetzen. Zwar sind durch die Einführung des Bildkommunikationssystems auch Kostenersparnisse beim einzelnen Behandlungsfall zu erwarten, da es sich hierbei aber um eine Investition handelt, welche unabhängig von der Anzahl der Vorstellungen oder Behandlungsfälle abgeschrieben wird, muß der Gesamtprozeß einer kostenseitigen Beurteilung unterzogen werden. Weiterhin ist es sinnvoll, die Analyse auf die entscheidungsrelevanten Kostenarten und Kostenstellen zu konzentrieren.

Die Kostenstellen sind im klassischen Sinne diejenigen Orte, wo die Kosten anfallen bzw. welchen die Kosten zugeschrieben werden. Bezogen auf das Gesundheitswesen ist dies zu spezifizieren. Mit Kostenstellen seien im folgenden diejenigen Einrichtungen bezeichnet, welche die Kosten primär zu tragen haben. Diese sind das Budget des peripheren Krankenhauses, die Krankenkasse des Patienten und/oder das Budget der Neurochirurgie bzw. des Universitätsklinikums in Greifswald.

Auf Grund der seit dem 1. Januar 1996 geltenden Bundespflegesatzverordnung kann bezogen auf die verschiedenen Einrichtungen einer nahezu gleichen Versorgungsstufe von einem zumindest regional vergleichbaren abteilungsbezogenen Pflegesatz und Basispflegesatz ausgegangen werden. Sämtliche Kosten der medizinischen Versorgung des Patienten sind, sofern über die entsprechende Leistung zwischen der Einrichtung und den Krankenkassen keine Sondervereinbarung abgeschlossen wurde, mit diesen Pflegesätzen abgedeckt. Somit ist es für die Krankenkassen bei nur gering abweichenden

Pflegesätzen indifferent, in welchem Krankenhaus der Region der Patient behandelt wird. Außerregionale Krankenhäuser spielen bei der Kostenbelastung eines regionalen Netzwerkes keine Rolle; bei einem „wide area network" mit überregionalen Vorstellungen, z.B. bei besonderen Spezialkliniken, wären abweichende Pflegesätze zu berücksichtigen.

Anders verhält es sich, wenn die peripheren Einrichtungen einer unteren Versorgungsstufe angehören und mit gemittelten Pflegesätzen operieren. Dann ist nicht nur davon auszugehen, daß der Tagespflegesatz dieser Einrichtung deutlich unter dem in der Greifswalder Neurochirurgie oder der Intensivstation liegt. Vielmehr rückt hier ein bisher nicht beachteter Aspekt in den Mittelpunkt der Betrachtung: Bei der Rechnung mit gemittelten Pflegesätzen belastet ein belegtes Intensivbett das Krankenhausbudget deutlich stärker als ein Normalbett. Dies wirkt sich auf das Vorstellungsverhalten der peripheren Krankenhäuser aus.

Interessant sind daher für nachfolgende Berechnungen die Kosten für die Transporte der Patienten zwischen den Einrichtungen und die Differenz der Pflegesätze. Die Budgets der peripheren Krankenhäuser tragen – wie hier betrachtet – die Kosten für die Kuriertransporte der CT-Bilder und die als Vorstellungen gewerteten wenigen Notfalltransporte fehlgeleiteter Patienten, die auf Grund ihrer Transportfähigkeit sofort zurückverlegt werden. Direkt zu Lasten der Kasse gehen die Kosten der Patiententransporte. Über die Krankenhäuser erhält die Krankenkasse des Patienten die Abrechnung der Behandlungskosten auf der Basis des jeweiligen Pflegesatzes.

3.2.2.2
Kostenarten

Die Analyse muß in erster Linie zur Identifikation der variablen und fixen Kosten, d.h. der Kosten führen, die sich in Abhängigkeit der Anzahl der Vorstellungen verändern oder dem gegenüber indifferent bleiben. Darüber hinaus wird mit weitergehenden Effekten zu rechnen sein, die den Fixkostenblock in den Gesamtkosten der neurochirurgischen Versorgung in Mecklenburg-Vorpommern beeinflussen.

In der neurochirurgischen Versorgung verhalten sich solche Kosten variabel, die sich in Abhängigkeit von der Anzahl der Vorstellungen verändern. Je mehr Patienten vorgestellt werden, desto mehr Patiententransporte, Kurierfahrten und fehlgeleitete Patienten sind zu erwarten. Fixe Kosten haben die Eigenschaft, sich gegenüber der Anzahl der Vorstellungen indifferent zu verhalten. Abschreibungen auf die vorgehaltenen medizinisch-technischen Geräte und die Ausstattung von Station und OP sind Beispiele für diese Kostenart. Therapiekosten gelten insofer als fix, wenn nicht Komplikationen durch einen veranlaßten Nottransport eingetreten sind und zusätzliche Behandlungen erforderlich werden.

Die entscheidungsrelevanten Kosten (Kostenarten) in den verschiedenen Behandlungsverläufen der neurochirurgischen Versorgung ohne Bildkommunikationssystem sind die Kosten für den Patiententransport (Rettungshubschrauber, arztbegleiteter Rettungswagen, Krankentransport), die Kosten für den Bilder-Kurier und die Kosten fehlgeleiteter Patienten.

3.2.2.2.1
Kosten des Patiententransports

Im Rahmen der Gesamtkostenrechnung fallen sowohl die Kosten für den Notfalltransport als auch die für den normalen Krankentransport ins Gewicht. Die Kosten für den Notfalltransport hängen von der Wahl des Transportmittels ab.

Die Tabelle 3.1 gibt wieder, wie häufig welches Transportmittel beim Nottransport von Patienten aus Rostock, Stralsund oder Neubrandenburg nach Greifswald zum Einsatz kommt. Dabei ist nach der Kenntnisnahme der Bilddiagnostik von einer Präferenzverschiebung beim Einsatz der Rettungstransportmittel auszugehen. Vom Grundsatz her ist die Kenntnis der Bilder transportkostenschonend. Dieser Kostenvorteil wird jedoch mit den Kosten für den Kurier erkauft.

Der vielfach geäußerte Einwand, daß Hubschraubertransporte zu teuer sind, ist so pauschal betrachtet falsch. Rettungshubschrauber sind aus zwei Gesichtspunkten anderen Transportmitteln vorzuziehen. Einerseits haben sie beim Transport von Patienten mit Querschnittssymptomatik ihr originäres Einsatzgebiet. Andererseits kann durch den Transport per Hubschrauber der zeitliche Abstand zwi-

Tabelle 3.1: Transportmitteleinsatz im Rahmen der Notversorgung

Absendeort	Entfernung in km	Hubschrauber	Rettungswagen
Rostock			
– ohne Kenntnis der Bilder	100	80 %	20 %
– in Kenntnis der Bilder		5 %	95 %
Stralsund			
– ohne Kenntnis der Bilder	30	20 %	80 %
– in Kenntnis der Bilder		5 %	95 %
Neubrandenburg			
– ohne Kenntnis der Bilder	80	20 %	80 %
– in Kenntnis der Bilder		5 %	95 %

schen zwei Intensivstationen oder zwischen Intensivstation und auswärtigem Spezial-OP minimiert werden, wovon insbesondere intensiv zu betreuende Patienten und Patienten mit dringender Spezialoperation profitieren.

Bezogen auf die der Neurochirurgie Greifswald zuweisenden Einrichtungen in Rostock, Stralsund und Neubrandenburg sind die genutzten Hubschrauber in Greifswald selbst und in Rostock stationiert. Ist die Rostocker Sekundärmaschine im Einsatz, werden mit dem Greifswalder Primärhubschrauber Patienten aus Neubrandenburg und Stralsund geholt. Patienten aus Rostock werden von dort aus geflogen, nicht geholt.

Der Normaltransport – eingesetzt bei den planmäßigen Übernahmen und der Rückverlegung nach Abschluß der Behandlung – erfolgt mit dem regulären Krankentransport. Eine Arztbegleitung ist i.d.R. nicht erforderlich. Der Rettungswagen, welcher für die Notfallübernahmen zum Einsatz kommt, versteht sich mit Arztbegleitung.

3.2.2.2.2
Kosten des Bilder-Kuriers

Der Bilder-Kurier (CT, MRT, Angiogramme) wird über den normalen Taxibetrieb abgewickelt. Somit ergeben sich hier die Transportkosten aus dem Taxipreis.

3.2.2.2.3
Kosten der fehlgeleiteten Patienten

Patienten, die ohne vorherige Kenntnis der Bilddiagnostik mit dem Nottransport nach Greifswald gekommen sind, bedürfen in der Notaufnahme einer erneuten Befundung. Dabei kommt es zur Unterscheidung in Patienten mit

- akutem neurochirurgischen Behandlungsbedarf,
- nicht akutem neurochirurgischen Behandlungsbedarf (*relative Fehlverlegung*) sowie
- fehlendem neurochirurgischen Behandlungsbedarf (*absolute Fehlverlegung*).

Patienten mit neurochirurgischem Behandlungsbedarf werden in Greifswald versorgt. Jede außerplanmäßige Sofortversorgung, welche zwar den Effekt hat, die Kosten für den Bilder-Kurier eingespart zu haben, führt zu einer außerplanmäßigen OP-Belegung und evtl. zur Verlängerung der präoperativen Wartezeit aller nachfolgenden planmäßigen Patienten. Für Patienten ohne akuten neurochirurgischen Behandlungsbedarf (relative Fehlverlegung) kommt neben der Tatsache der Belegung von Betten und Bindung von Betreuungskapazitäten in Greifswald ein weiterer negativer Effekt hinzu: Da die Universitätsklinik in Greifswald einer höheren Versorgungsstufe als die vorstellenden Kliniken angehört, liegen hier auch die Pflegesätze deutlich über denen der vorstellenden Häuser. Somit verursachen auch relative Fehlverlegungen zusätzlich zu den Transportkosten stets höhere Behandlungskosten als eigentlich erforderlich.

Ähnlich problematisch verhält es sich mit der Gruppe der Patienten, die keinen neurochirurgischen Behandlungsbedarf aufweisen. Transportfähige Patienten werden nach ihrer Notversorgung sofort zurückverlegt. In der Regel findet dafür das gleiche Transportmittel Verwendung. Lediglich für den Fall, bei dem der Patient von der zuweisenden Einrichtung mit dem Greifswalder Rettungshubschrauber abgeholt wurde, erfolgt für den Rücktransport ein Wechsel der Transportmittel. Statt Rettungshubschrauber wird dann auf einen arztbegleiteten Rettungswagen zurückgegriffen.

Nichttransportfähige Patienten ohne neurochirurgischen Behandlungsdarf, die nach ihrer Versorgung auf der Intensiv- oder neurochirurgischen Station verbleiben müssen, haben i.d.R. unnötig höhere Behandlungskosten zur Folge, da die abteilungsbezogenen Pflegesätze auf der Greifswalder Intensivstation weit über denen des peripheren Krankenhauses liegen. Daß mit jedem belegten Bett ein freies Bett zu wenig zur Verfügung steht und somit Auswirkungen auf die Dimensionierung der Intensivkapazitäten zu erwarten sind, bedarf keiner expliziten Erwähnung. Wie auch bei den transportfähigen fehlgeleiteten Patienten, sind die Kosten der Rückverlegungen eine weitere entscheidungsrelevante Größe. Als Transportmittel kommt hierbei – unabhängig davon, wohin der Krankentransport geht – der reguläre Krankentransport zum Einsatz.

Somit setzen sich die Kosten der Versorgung fehlgeleiteter Patienten vordergründig aus den Kosten der Hin- und Rückfahrten und aus dem Differenzbetrag der Pflegesätze der Einrichtungen bezogen auf die Verweildauer zusammen.

3.3
Die neurochirurgische Versorgung nach der Einführung eines Bildkommunikationssystems

3.3.1
Empirische Basis

Bevor die Veränderungen in den Abläufen und Kosten dargestellt werden, sei ein Einblick in die empirische Basis gewährt. Seit der Installation des Bildkommunikationssystems zum 1. August 1992 erfolgt eine prospektive Dokumentation der über dieses System abgewickelten Vorstellungen. Die Vorstellungen werden als Bitte um Notfallübernahme, Mitbehandlung oder als Bitte um eine Epikrise vorgetragen. Unabhängig von der entsprechenden Form entscheiden die Greifswalder Neurochirurgen eigenständig über den erforderlichen Behandlungsverlauf. In der Konsequenz wird jede Vorstellung in einen der möglichen Versorgungstypen Notfallübernahme, planmäßige Übernahme, keine Übernahme, Verlaufskontrolle, Konsil und sonstiges eingeordnet. Dabei ist hervorzuheben, daß sowohl die Mitbehand-

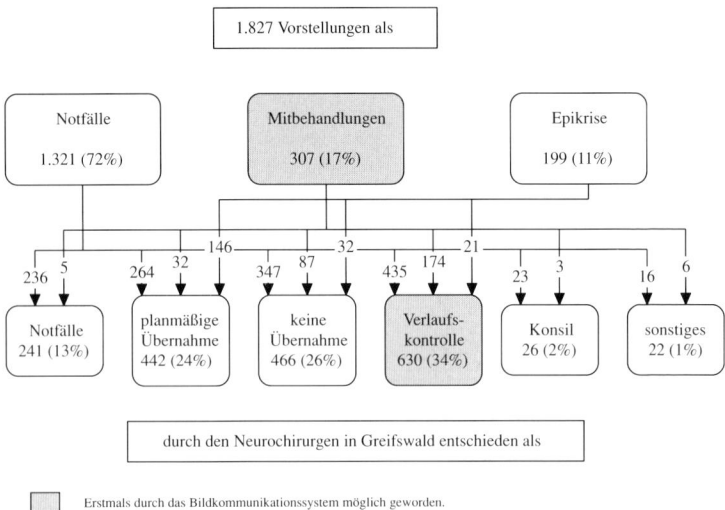

Abb. 3.2: Struktur der Vorstellungen und Übernahmeentscheidungen

lungen auf der einen als auch die Verlaufskontrolle auf der anderen Seite erstmals mit der Einführung des Bildkommunikationssystems realisiert werden können. Welche Größenordnungen die verschiedenen Vorstellungs- und Behandlungstypen bis zum 31. Juli 1997 erreicht haben, zeigt die Abbildung 3.2.

Deutlich werden zwei Aspekte, die die Vorteilhaftigkeit des Einsatzes eines Bildkommunikationssystems klar herausstellen. Einerseits kann einer vermeintlichen Dringlichkeit auf Grund der Befunde entgegengewirkt werden, was Einsparungen bei den Transportkosten erwarten läßt. Andererseits wird aus der Epikrisen-Gruppe ein überproportional hoher Anteil neurochirurgisch zu behandelnder Patienten herausgefiltert, der wahrscheinlich ohne diese Kommunikationsmöglichkeit nicht in Greifswald vorgestellt worden wäre. Hierin liegt ein zwar ökonomisch nicht bewertbarer, doch positiver, medizinisch-ethischer Effekt, der sich wegen besserer Prognose auch ökonomisch auswirkt.

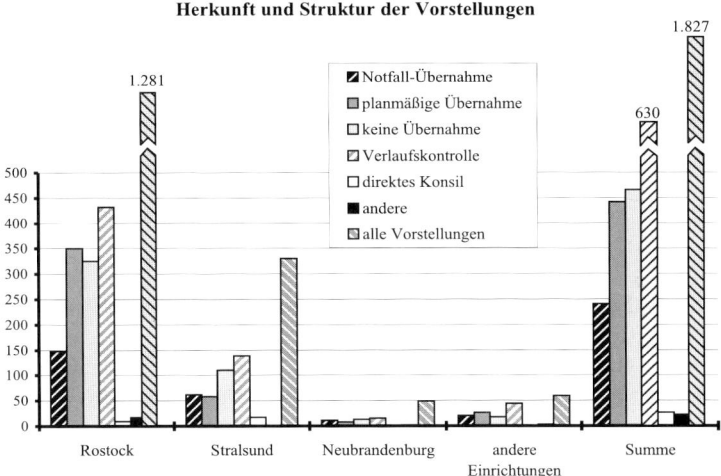

Abb. 3.3: Herkunft und Struktur der Vorstellungen

Welche der hier zu betrachtenden Einrichtungen und welche Behandlungstypen in den Jahren 1992–97 wie oft bei der Bildkommunikation vorkamen, geht aus der Abbildung 3.3 hervor.

3.3.2
Veränderungen in den Abläufen

Mit der Einführung des Bildkommunikationssystems wird sich der Behandlungsverlauf deutlich vereinfachen (vgl. Abb. 3.4). Das Ablaufschema beginnt auch hier, wie in Abbildung 3.1, mit der Aufnahme des Patienten im peripheren Krankenhaus. Nach der primären Notversorgung wird im Anschluß an die Stabilisierung der Vitalfunktionen mittels CT, MRT, seltener (z.B. Aneurysmen) Angiographie eine Diagnose gestellt. Wird eine Schädigung im Schädel-Hirn- oder Wirbelsäulen-Bereich befundet, erfolgt eine Übertragung der Bilder nach Greifswald. Erstmals (vgl. das obere, mit der Schraffur unterlegte Käst-

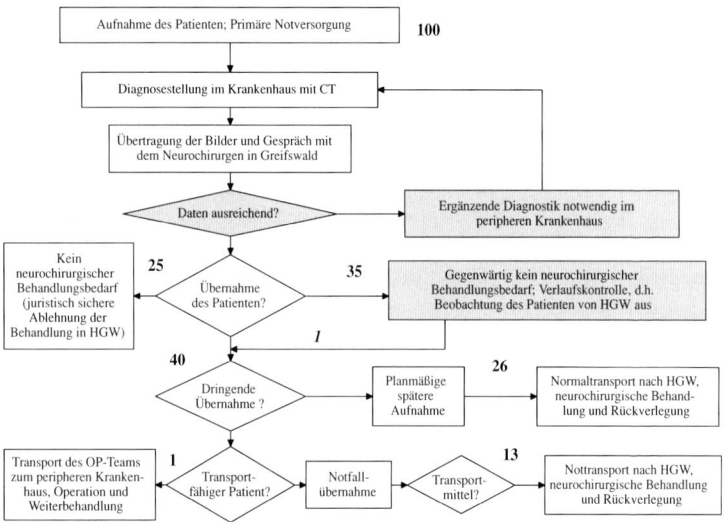

Abb. 3.4: Behandlungsverläufe bei Einsatz eines Bildkommunikationssystems

chen) kann hier die Frage gestellt werden, ob die übertragenen Daten für weitergehende Behandlungen ausreichen. Sind sie es nicht, kann in Abhängigkeit von der medizin-technischen Ausstattung im peripheren Krankenhaus eine ergänzende Diagnostik durchgeführt werden. Die Zeit der Vervollständigung des Befundes kann in Greifswald zur vorläufigen Einordnung der bevorstehenden Operation in den OP-Plan genutzt werden. Somit ergeben sich erste Ansatzpunkte zur Verkürzung der präoperativen Wartezeit der planmäßigen Patienten.

Wurde die Diagnostik im erforderlichen Umfang abgeschlossen, stellt sich sofort die Frage der Übernahme des Patienten. In 25 % der Fälle wird die Übernahme nicht notwendig sein, da kein neurochirurgischer Behandlungsbedarf besteht. In diesem Fall ist die Ablehnung des Patienten ohne juristische Probleme möglich.

Im Umfang von 35 % werden Fälle erwartet, bei denen gegenwärtig kein neurochirurgischer Behandlungsbedarf gesehen wird. Hier bietet sich erstmals an, den Patienten im peripheren Krankenhaus zu belassen und im Rahmen einer Verlaufskontrolle seine Genesung zu beobachten (vgl. das untere, mit der Schraffur unterlegte Kästchen). Ein solcher Behandlungsverlauf ist aber nur in solchen Einrichtungen gegeben, die über Möglichkeiten einer entsprechenden Diagnostik und Therapie verfügen. Die Aussicht auf spätere Übernahme des Patienten nach Greifswald bleibt bestehen. Zu beobachten war, daß diese bei einem bis zwei Patienten von 35 auch genutzt wurde.

Wird die Verlegung des Patienten erforderlich, ist deren Dringlichkeit zu bewerten. Ist keine Eile geboten, wird der Patient planmäßig aufgenommen und mit einem Normaltransport nach Greifswald gebracht, behandelt und später zurückverlegt. Im Falle einer sofortigen Übernahme des Patienten stellt sich die Frage der Transportfähigkeit. Wenn ja, wird ein Nottransport veranlaßt. Anderenfalls wird die Operation durch ein anreisendes OP-Team im peripheren Krankenhaus durchgeführt, wo dann meist die Weiterbehandlung erfolgt. Dies wird möglich, weil mittels Bildkommunikationssystem eine Verlaufskontrolle und eine konsiliarische Mitbehandlung gewährleistet ist.

Die Einführung des Bildkommunikationssystems führt zu Veränderungen im Vorstellungsverhalten der zuweisenden Einrichtungen. Statt einen Kuriertransport der Bilder nach Greifswald zu veranlassen, welcher unmittelbar das Krankenhausbudget belastet, werden nun per Bildkommunikationssystem die Bilder nach Greifswald durchgegeben. Dies hat eine deutliche Absenkung der Kommunikationshemmschwelle zur Folge und führt zu einer veränderten Zusammensetzung der Krankheitsbilder der vorgestellten Patienten. Die Tabelle 3.2 faßt die Veränderungen in den Behandlungsverläufen mit und ohne Bildkommunikationssystem vergleichend zusammen.

Mit der Einführung des Bildkommunikationssystem erhöht sich die Zahl der Vorstellungen in Greifswald absolut. Dies trifft absolut und relativ auch für die Anzahl der zu behandelnden Patienten zu. Die Zahl der Behandlungsablehnungen sinkt. Letzteres ist auch darauf zurückzuführen, daß diese Gruppe bisher die Zahl der abgelehnten Patienten enthielt, welche nun durch die geschaffene Möglichkeit einer Mitbehandlung vor Ort mitbetreut werden können. Hier hinein spielt auch, daß die juristisch problematischen Behandlungsablehnungen auf Grund der klaren Befundung des Patienten heute nicht mehr zu beobachten sind. Die qualitativ bessere Befundung ermög-

Tabelle 3.2: Versorgungstatbestände im Vergleich (bezogen auf 100 Vorstellungen)

Vergleichende Aspekte	vorher	nachher
Zu behandelnde Patienten	**59**	75
– in Greifswald	58	39
– Mitbehandlung und Konsil vor Ort	1	36
Struktur der Behandlungen		
– in Greifswald weiterführend zu diagnostizierende Patienten	**30**	–
– neurochirurgisch behandlungsbedürftig	21	–
– nicht neurochirurgisch behandlungsbedürftig	9	–
– planmäßige Patienten	**16**	26
– Notfallpatienten	12	13
– Mitbehandlung vor Ort	–	35
– Konsile	1	1
Behandlungsablehnungen	**41**	25
– problematische	5	–
– unproblematische	36	25

licht ein Erkennen nahezu aller Notfälle. Die bisher mit juristischen Problemen behafteten Ablehnungen von telefonisch vorgestellten Patienten treten als solche nicht mehr in Erscheinung. Bei Patienten, die aus der Sicht der Neurochirurgie in Greifswald keiner neurochirurgischen Behandlung bedürfen, kann nun juristisch und auch ethisch einwandfrei auf die persönliche Vorstellung verzichtet werden. Zugleich geht die Zahl der Fehlpatienten auf Null zurück. Da diese nach bisheriger Praxis bei instabilen Vitalfunktionen teilweise sogar in den Intensivbetten in Greifswald notversorgt werden mußten, stehen jetzt tendenziell mehr freie Betten zur Verfügung. Dies führt dazu, daß die sonst erforderliche extensive Ausweitung von Betten- und Betreuungskapazitäten in Greifswald unterbleiben kann.

Tabelle 3.3: Vergleichende quantifizierbare Aspekte der neurochirurgischen Versorgung (bezogen auf 100 Vorstellungen)

Effekte im Transport	vorher	nachher
Notfalltransporte	42	13
– ohne Kenntnis der Bilder	30	–
– in Kenntnis der Bilder	12	13
Normaltransporte	16	26
Bilder-Kuriere	65	–
Rückverlegungen neurochirurgisch behandelter Patienten	49	39
Rückverlegungen fehlgeleiteter Patienten	9	–
– Sofortrücklegungen	3	–
– Rückverlegung nach Stabilisierung	6	–

3.3.3
Kostenveränderungen – Primäre und sekundäre Effekte

Die Einführung des Bildkommunikationssystems hat zahlreiche primäre und sekundäre Kostenveränderungen zur Folge. Als dominierend, weil unmittelbar ablesbar und quantifizierbar, sind die primären Kosteneinsparungen zu bezeichnen. Diese finden Eingang in die im Rahmen der Modellrechnung durchgeführte Kostenanalyse. Die Tabelle 3.3 beinhaltet diese primären Effekte.

Neben diesen quantifizierbaren Aspekten sind eine Reihe von sekundären Effekten zu nennen, welche zwar keinen Eingang in eine vergleichende Kostenanalyse finden können, von ihrer ökonomischen Bedeutung aber dennoch nicht zu vernachlässigen sind.

3.3.3.1
Verkürzung der präoperativen Wartezeiten
von planmäßigen und Notfallpatienten

Eine Verkürzung der präoperativen Wartezeit der planmäßigen Patienten ergibt sich aus zweierlei Gesichtspunkten. Zum einen vermindert sich durch die Reduzierung der unvorhersehbaren Notfälle die

Zahl der nicht geplanten und in den bestehenden OP-Plan einzuschiebenden Operationen. Zum anderen sinkt die präoperative Wartezeit der planmäßigen Patienten, wenn sie voll ausdiagnostiziert und nach Abschluß aller Voruntersuchungen nach Greifswald gelangen.

Die Verkürzung der präoperativen Wartezeit der Notfallpatienten bezieht sich auf den Fall, daß bisher Notfallpatienten nach Greifswald überführt wurden und dort der OP belegt oder das OP-Team nicht verfügbar war. Die Konsequenz war eine zwischenzeitliche Notversorgung des Patienten. Dies wird jetzt weitgehend ausgeschlossen, da jetzt die Zeit des Antransports zur Vorbereitung der Operation genutzt werden kann.

3.3.3.2
Keine extensive Erweiterung der Betten- und Betreuungskapazitäten

Die Verkürzung der präoperativen Wartezeit führt bei einer zeitlich gleichbleibenden postoperativen Bettenbelegung zu einer Verringerung der Gesamtverweildauer der Patienten in der Neurochirurgie bzw. auf der Intensivstation. Die Betten stehen schneller wieder zur Verfügung. Ebenso sinkt durch die Zahl der vor Ort mitbetreuten Patienten die Zahl der sonst zu beanspruchenden Betten. Eine sich weiterhin ergebende Nichtbeanspruchung von Bettenkapazität resultiert aus dem Ausbleiben bisher fehlgeleiteter Patienten, welche zudem zu instabil für eine sofortige Rückverlegung waren. Insofern die Bettenzahl nicht extensiv erweitert werden muß, um die sonst anwachsende Patientenzahl bewältigen zu können, betrifft dies z.B. auch das Betreuungspersonal, insbesondere auf der Intensiv- und Wachstation.

3.3.3.3
Entlastung der Notaufnahmekapazitäten in Greifswald

Jeder in Abstimmung mit Greifswald veranlaßte Nottransport ohne vorherigen Bilder-Kurier hatte die Notaufnahme zum Ziel. Dort wurde eine erneute Befundung der Patienten meist auf Basis einer weitergehenden Diagnostik durchgeführt und die Verteilung auf die Fachabteilungen vorgenommen. Mit dem Bildkommunikationssystem kann bereits nach der Kenntnis der Bilder und der im zuweisenden Krankenhaus vervollständigten Diagnose eine Zuordnung des Patienten zur entsprechenden Fachabteilung in Greifswald getroffen werden. Die relative Anzahl der Patienten, die durch die Notaufnahme müssen, sinkt deutlich.

3.3.3.4
Erhöhung der Kompetenzen in den peripheren Krankenhäusern

Die Möglichkeit einer Verlaufskontrolle von Greifswald aus führt zur Erhöhung der Kompetenz der Ärzte in den peripheren Krankenhäusern. Die Nutzung des Bildkommunikationssystems macht das Expertenwissen der Greifswalder Neurochirurgen auch für diese Ärzte nutzbar. Dies setzt jedoch voraus, daß der entsprechende Arzt das Interesse an bzw. das Bedürfnis nach einer Kommunikation hat. Zudem müssen die peripheren Einrichtungen technisch und organisatorisch so ausgestattet sein, daß dort neurochirurgisch betreute Behandlungen möglich sind.

3.3.3.5
Höhere Bettenauslastung in den peripheren Einrichtungen

Die höhere Bettenauslastung in den peripheren Einrichtungen wird sich aus zwei Aspekten einstellen. Jeder Patient, der nun im Rahmen der Verlaufskontrolle von Greifswald aus mitbetreut wird, war bisher ein Patient in einem Bett in Greifswald. Statt ihn nach der Primärversorgung und Bilddiagnostik nach Greifswald zu verlegen, verbleibt er jetzt – sofern technisch und organisatorisch möglich – vor Ort. Andererseits wird sich die Zahl der Zuweisungen von Patienten in diese Einrichtungen in dem Maße erhöhen, wie die in diese Einrichtungen überweisenden niedergelassenen Ärzte die Kompetenzerhöhung der dortigen Ärzte auch als solche wahrnehmen und schätzen lernen.

3.3.3.6
Anlaufphasen-Argumentation

In der Anlaufphase des Bildkommunikationssystems wird sich unserer Kenntnis nach in den peripheren Krankenhäusern ein für diese Phase typisches Reaktionsverhalten im Sinne einer Ablehnung der Neuerung einstellen. So ist unserer Beobachtung nach zu erwarten, daß Patienten mit nur andeutungsweisem neurochirurgischen Behandlungsbedarf nach wie vor als Notfall unter Mitgabe der Bilder nach Greifswald transportiert werden. Vermeintlich kostenbewußte Einrichtungen werden diese Soforttransporte mit Datenübertragungsproblemen zu rechtfertigen versuchen.

3.4
Modellrechnung

Die Modellrechnung bezieht sich auf den gesamten Zeitraum (1. August 1992 bis 31. Juli 1997), in welchem sich das System in den entsprechenden Einrichtungen im Einsatz befindet. Dabei können nur die in diesem Zeitraum eingetretenen Effekte betrachtet werden. Ein Vergleich der Situationen vor und nach der Einführung des Bildkommunikationssystems im Sinne der Ermittlung der jeweiligen Gesamtkosten der neurochirurgischen Versorgung ist nicht möglich. Dies ist darauf zurückzuführen, daß sich durch die Nutzung des Bildkommunikationssystems das Vorstellungsverhalten – wie gezeigt – deutlich verändert hat. Um eine Modellrechnung durchführen zu können, wird von der Prämisse ausgegangen, daß sich das Vorstellungsverhalten der zuweisenden Einrichtungen über die letzten fünf Jahre nicht verändert hat. Ebenso muß wegen der Beherrschbarkeit der Berechnungen von konstanten Kosten im Rettungswesen ausgegangen werden.

In die Berechnungen werden nur die Vorstellungen aus Rostock, Stralsund und Neubrandenburg einbezogen. Die Vorstellungen aus Neubrandenburg sind seit der Eröffnung der Neurochirurgie im Jahre 1994 bei der Anzahl von 49 verblieben. Seit Beginn der Installation von Terminals in den Kreiskrankenhäusern Vorpommerns im Jahre

1996 ist eine neue Gruppe von Einrichtungen hinzugekommen. Im einzelnen sind dies Pasewalk, Wolgast, Neustrelitz[3], Demmin und Bergen; zu finden in der Abbildung 3.3 in der Gruppe der anderen Einrichtungen. Da der Aufwand, diese Einrichtungen im einzelnen in der Modellrechnung zu berücksichtigen, in keinem Verhältnis zum erwartenden Ergebnisbeitrag steht, wird hier auf deren Berücksichtigung verzichtet. Der Ansatz einer Durchschnittsgröße ist auf Grund der stark streuenden Entfernungen, Transportkosten und des Transportmitteleinsatzes nicht problemlos möglich.

3.4.1
Ermittlung der Kosteneinsparungen

In die Berechnungen der Kosteneinsparungen gehen die eingesparten Nottransporte, die entfallenen Bilder-Kuriere, die eingesparten Rückverlegungen neurochirurgisch behandelter sowie fehlgeleiteter Patienten ein. Die Pflegesatzdifferenzen für fehlgeleitete Patienten können nicht in diese Modellrechnung einfließen, da derartige Untersuchungen den Vergleich der Vorher- mit der Nachhersituation zum Inhalt haben. Dies ist neben der getroffenen Prämissenwahl darauf zurückzuführen, daß Informationen über durchschnittliche Verweildauern fehlgeleiteter Patienten vor August 1992 nicht verfügbar sind. Um den Leser dennoch auf die ökonomische Relevanz dieses Problems aufmerksam zu machen, findet sich statt dessen ein Exkurs zur Betrachtung von Pflegesatzdifferenzen in der Modellrechnung.

3.4.1.1
Notfalltransporte

Bezieht man die Differenz aus jetzt nur noch 13 statt bisher 42 Nottransporten bei 100 Vorstellungen auf die Gesamtzahl der 1.827 Vorstellungen, so wurden bisher 530 Nottransporte eingespart. Hiervon

---

[3] In Neustrelitz bereits im Jahre 1993 durch die finanzielle Hilfe des Kuratorium ZNS.

Tabelle 3.4: Transportkosten[4]

Absendeort	Rettungs-hubschrauber	Rettungswagen	Krankentransport
Rostock	5.400 DM	1.750 DM	795 DM
Stralsund	2.640 DM	825 DM	200 DM
Neubrandenburg	3.960 DM	620 DM	355 DM

Tabelle 3.5: Berechnung der Transportkosteneinsparungen

	Rostock	Stralsund	Neubranden-burg
Eingesparte Nottransporte aus der entsprechenden Einrichtung	333	138	27
Anzahl der Nottransporte ohne vorherige Vorstellung der CT-Bilder	238	98	20
– mit Rettungshubschrauber	190	20	4
– mit Rettungswagen	48	78	16
Anzahl der Nottransporte nach Vor-stellung der CT-Bilder	95	40	7
– mit Rettungshubschrauber	5	2	–
– mit Rettungswagen	90	38	7
Anzahl der Rettungshubschrauber-einsätze	195	22	4
Anzahl der Rettungswageneinsätze	138	116	23
Kosten für Rettungshubschrauber (DM)	1.053.000	58.080	15.840
Kosten für Rettungswagen (DM)	241.500	95.700	14.260
Eingesparte Nottransport-Kosten (DM)	1.294.500	153.780	30.100

---

[4] Die Angaben zu den Hubschraubereinsatzkosten beruhen auf einer telefonischen Befragung der entsprechenden Einrichtungen. Für die Strecken Neubrandenburg-Greifswald und Stralsund-Greifswald wird erfahrungsgemäß auf die Dienste der Luftrettungszentrale Greifswald zurückgegriffen. Die Strecke Rostock-Greifswald wird von der Samariter-Unfallhilfe Rostock bedient.

Tabelle 3.6: Kosten des Bilder-Kuriers[5]

Absendeort	Kurierkosten
Rostock	199,50 DM
Stralsund	66,50 DM
Neubrandenburg	135,00 DM

gehen entsprechend der unter 3.4 genannten Prämisse nur 498 in die Berechnungen ein. Die Kosten für die jeweiligen Transportmittel im Falle des Not- und Normaltransports sind der Tabelle 3.4 zu entnehmen.

Unter Berücksichtigung der Verteilung der Vorstellungen auf die zuweisenden Einrichtungen (vgl. Abb. 3.3) und des Transportmitteleinsatzes in Verbindung mit den zugrunde zu legenden Transportkosten gelangt man zu den Berechnungen in der Tabelle 3.5.

Die Summe der bisher eingesparten Aufwendungen für Nottransporte beläuft sich auf insgesamt **1.478.380,– DM.**

3.4.1.2
Bilder-Kuriere

Die 65 entfallenden Kuriertransporte der Bilder bei 100 Vorstellungen (vgl. Tab. 3.3) auf 1.827 Vorstellungen umgerechnet, entspricht einer Anzahl der seit Inbetriebnahme des Bildkommunikationssystems eingesparten Kuriertransporte von 1.187. Davon entfallen 882 auf Rostock, 273 auf Stralsund und 32 auf Neubrandenburg.

Bei Ansatz der in der Tabelle 3.6 enthaltenen Taxitarife gelangt man zu den Einsparungen, welche in Rostock einen Umfang von 175.959,– DM, in Stralsund 18.154,50 DM, in Neubrandenburg 4.320,– DM und in Summe **198.433,50 DM** ausmachen.

---

[5] Die Zahlen beruhen auf den Angaben der Krankenkassen.

3.4.1.3
Rückverlegungen neurochirurgisch behandelter Patienten

Die Differenz aus der Zahl der 29 eingesparten Transporte nach Greifswald und der Zahl der 10 zusätzlichen Transporte ergibt – da sie positiv ist – die Anzahl der tatsächlichen Einsparungen an Transporten nach Greifswald. Da jeder Patient nach durchgeführter Behandlung von Greifswald aus in die zuweisende Einrichtung zurückverlegt wird, resultieren aus eingesparten Transporten auch eingesparte Rücktransporte – hier in einem Umfang von 19 bezogen auf 100 Vorstellungen. Da davon neun Rücktransporte von fehlgeleiteten Patienten beansprucht werden und in einer getrennten Berechnung betrachtet werden müssen, bleiben an dieser Stelle nur zehn Rückverlegungen zu berücksichtigen. Auf 1.827 Vorstellungen hochgerechnet, entfallen davon 109 auf Rostock, 39 auf Stralsund und fünf auf Neubrandenburg.

Jeder in Greifswald neurochirurgisch behandelte Patient wird nach seiner Behandlung mit einem Krankentransport ohne Arztbegleitung in die zuweisende Einrichtung zurückgefahren. Somit bilden dessen Kosten (vgl. Tab. 3.4) die Grundlage der Berechnungen. Bezogen auf die Fallzahlen sind bisher in Rostock Ausgaben in Höhe von 101.760,– DM, in Stralsund 7.800,– DM und in Neubrandenburg 1.775,– DM entfallen. Insgesamt ergibt sich eine Kostenersparnis im Umfang von **111.335,– DM.**

3.4.1.4
Rückverlegungen fehlgeleiteter Patienten

Bei der Berechnung der Einsparungen an Rückverlegungen fehlgeleiteter Patienten muß diese Gruppe getrennt nach Sofortrückverlegungen und bedingt durch die Instabilität des Patienten späteren Rückverlegungen betrachtet werden. Sofortrückverlegungen erfolgen i.d.R. mit dem Transportmittel, mit welchem sie gekommen sind. Dies gilt jedoch nicht für die mit der Primärmaschine aus Stralsund und Neubrandenburg geholten Patienten. In diesen Fällen verbleibt der Hubschrauber in Greifswald und der Patient wird mit einem arztbegleiteten Rettungswagen zurückgebracht. Rückverlegungen von Patienten nach ihrer Stabilisierung erfolgen in jedem Falle mit einem arztbegleiteten Rettungswagen.

Entsprechend der Abbildung 3.1 umfassen 100 Vorstellungen auch neun fehlgeleitete Patienten, wovon drei sofort und sechs erst nach ihrer Stabilisierung den Rücktransport antreten. Bezogen auf 1.827 Vorstellungen sind dies 165 fehlgeleitete Patienten, 55 Sofortrücktransporte und 110 spätere Rücktransporte. Von letzteren entfallen 70 auf Rostock, 34 auf Stralsund und sechs auf Neubrandenburg. In DM-Einsparungen ausgedrückt bedeutet dies: 122.500,– DM für Rostock, 28.050,– DM für Stralsund und 3.750,– DM für Neubrandenburg. Die 55 Sofortrückverlegungen verteilen sich mit 35 auf Rostock (28 davon mit Hubschrauber), 17 auf Stralsund und drei auf Neubrandenburg. Ebenfalls in DM beziffert sind dies für Rostock 151.200,– DM bei Hubschraubereinsatz und 12.250,– DM beim Einsatz eines Rettungswagens. Für Stralsund ergibt sich eine Ersparnis von 14.025,– DM und für Neubrandenburg 1.860,– DM beim Rücktransport durch den Rettungswagen. In summa konnten **333.635,– DM** für Rücktransporte eingespart werden.

Die gesamten Kosteneinsparungen seit der Einführung des Bildkommunikationssystem vor fünf Jahren belaufen sich somit auf **2.121.783,50 DM.**

3.4.1.5
Exkurs: Pflegesatzdifferenzen

Die Betrachtung von Pflegesatzdifferenzen zwischen der verlegenden Einrichtung, insbesondere der noch nicht telemedizinisch versorgten Kreiskrankenhäuser, und den Greifswalder Einrichtungen wird erforderlich, wenn es, wie am Beispiel der Notfalltransporte ohne vorherige Kenntnis der Bilder ersichtlich, zu Fehlverlegungen kommt. Wie bereits weiter oben dargestellt, sind diese in absolute und relative Fehlverlegungen zu unterscheiden. Bei beiden resultieren die „Fehlbelegungen" in Greifswald aus einem Fehlverhalten der einweisenden Einrichtung. Entweder ging der Verlegung eine unzureichende Diagnostik voraus oder sie erfolgte bezogen auf die anschließenden Behandlungen zu einem zu frühen Zeitpunkt. Sowohl aus gesundheitsökonomischen als auch aus medizinisch-ethischen Gründen hätte bei der Nutzung eines Bildkommunikationssystems ein beträchtliches Kostenvolumen eingespart werden können.

Die nachfolgende Tabelle 3.7 gibt einen exemplarischen Einblick in die aufgetretene Kostenbelastung auf der neurochirurgischen Station bzw. auf der Intensivstation. Der Betrachtungszeitraum erstreckte sich über sechs bzw. zwei Monate. Die Berechnungen konnten auf Grund mangelnder Daten nicht im Sinne eines Vergleichs der Pflegesätze der Greifswalder Einrichtung und denen der einweisenden Kliniken durchgeführt werden. Statt dessen wurden ausschließlich auf die zwischen der Universitätsklinik Greifswald und den Krankenkassen vereinbarten Pflegesätze zurückgegriffen, was zur Folge hat, daß nur ein Bruchteil dieser Kostengrößen die vermeidbare Erhöhung der Behandlungskosten bewirkt.

Auf der Normalstation wurden innerhalb von sechs Monaten 78 Patienten versorgt. Unter ihnen waren sieben Patienten mit 38 Tagen Aufenthalt auf der Station, welche als absolute Fehlverlegungen anzusehen sind. Im gleichen Zeitraum weilten zehn Patienten als relative Fehlverlegung 52 Tage auf Station. Insgesamt wurden somit für 17 Patienten 90 Tage Fehlbelegung abgerechnet. Auf der Intensivstation waren in einem Zeitraum von acht Wochen acht Patienten mit 32 Tagen Bettenbelegung zu beobachten, welche auf Fehlverlegungen zurückzuführen waren. Allein begrenzt auf dieses Beispiel sind für die Krankenkassen Behandlungskosten in einer Höhe von **über 155.000,– DM** entstanden, die bei vorheriger Abklärung der Befunde mit entsprechend späterem oder unterlassenem Transport nach Greifswald in dieser Höhe nicht angefallen wären.

3.4.2
Systembedingte Kosten

Die systembedingten Kosten ergeben sich aus den reinen Betriebskosten und den Kosten, die auf Grund der Nutzung dieses Bildkommunikationssystems höher als bisher anfallen. Zu letzteren zählen die Aufwendungen für zusätzliche Normaltransporte von Patienten nach Greifswald.

Tabelle 3.7: Kosten der Bettenbelegung durch Fehlbelegungen

Normalstation (bei 78 Patienten in 6 Monaten)		Intensivstation (bei 103 Patienten in 2 Monaten)	
absolute Fehlverlegungen	relative Fehlverlegungen	absolute Fehlverlegungen	relative Fehlverlegungen
7 Patienten mit 38 Tagen Bettenbelegung	10 Patienten mit 52 Tagen Bettenbelegung	5 Patienten mit 13 Tagen Bettenbelegung	3 Patienten mit 19 Tagen Bettenbelegung
17 Patienten mit 90 Tagen Bettenbelegung		8 Patienten mit 32 Tagen Bettenbelegung	
65.787,30 DM		89.334,72 DM	

3.4.2.1
Zusätzliche Normaltransporte

Wie aus den Veränderungen der Versorgungsverläufe ersichtlich wurde, gelangen nach der Einführung des Bildkommunikationssystems zehn Patienten (von 100 Vorstellungen) mehr als zuvor per Normaltransport nach Greifswald. Somit ergibt sich daraus ein systembedingter Kostenanstieg. Die zugehörigen Rücktransporte fallen – wie bereits gezeigt – nicht als zusätzlicher Kostenfaktor an.

Bei 1.827 Vorstellungen entsprechen zehn von 100 Vorstellungen 183 Patienten. Die Verteilung dieser Zahl auf die Einrichtungen in Rostock, Stralsund und Neubrandenburg muß nach den Anteilen der planmäßigen Übernahmen von Patienten aus diesen Kliniken (vgl. Abb. 3.3) erfolgen. Die Kosten der zusätzlichen Normaltransporte ergeben sich aus den nachfolgenden Berechnungen. Sie belaufen sich in summa auf bisher **119.550,– DM** (Tab. 3.8).

3.4.2.2
Ermittlung der Betriebskosten

Die Summe der Betriebskosten setzt sich aus den zu verdienenden Abschreibungen, den Aufwendungen für Energie sowie Instandhal-

Tabelle 3.8: Berechnung der zusätzlichen Transportkosten

Herkunft	Anteil der Einrichtungen an der Gesamtzahl der planmäßigen Vorstellungen		Kosten der zusätzlichen Transporte
	relativ	absolut	
Rostock	0,7918	143	113.685,– DM
Stralsund	0,1312	24	4.800,– DM
Neubrandenburg	0,0181	3	1.065,– DM
Summe	0,9311	170	119.550,– DM

tung zusammen. Diesen Berechnungen werden die Betriebskosten der zurückliegenden fünf Betriebsjahre der Wirtschaftlichkeitsbetrachtung zugrunde gelegt.

- **Abschreibungen**

Da mit dem Einsatz des Bildkommunikationssystems keine Einnahmen erzielt werden, fließen auch keine Abschreibungsgegenwerte an die finanzierende Einrichtung zurück. Somit kann nur von der Gesamt-Investitionssumme ausgegangen werden, die im Block in die Berechnungen eingehen muß. Die Anschaffungskosten können der Tabelle 3.9 entnommen werden.

- **Aufwendungen für Energie**

Der Stromverbrauch der Geräte in den zuweisenden Einrichtungen (Monitore, Videokamera und Videoprinter) kann vernachlässigt werden, da sie nur temporär – zur Übertragung der Bilder – im Gebrauch sind. Lediglich das Mailbox-System in Greifswald ist permanent an das Netz angeschlossen. Daher ergeben sich die Energiekosten aus dem Stromverbrauch der Geräte in Greifswald. Eine Geräteleistung von 480 W/h hat einen Tagesverbrauch von 11,52 kW zur Folge. Bei einem Energiepreis von 0,31 DM pro kW Verbrauch fallen pro Tag 3,57 DM Stromkosten an. Über die letzten fünf Jahre sind somit Stromkosten im Umfang von **6.517,50 DM** anzusetzen.

Tabelle 3.9: Berechnung des Gesamt-Investitionsvolumens

Kosten des Mailbox-Systems in Greifswald	66.500,– DM
Kosten der Terminals in Rostock, Stralsund und Neubrandenburg	128.250,– DM
Gesamt-Investitionsvolumen (inkl. MwSt.; abz. Skonto)	194.750,– DM

- **Instandhaltung**

Die Wartung und Instandhaltung des Bildkommunikationssystems wird über einen Servicevertrag mit dem Systemanbieter abgewickelt. Die jährlich zu zahlende Prämie beläuft sich auf 3,5 % des Investitionsvolumens. Bei Anschaffungskosten von 194.750,– DM beträgt die jährliche Prämie 6.816,25 DM. Über die letzten fünf Jahre haben sich Kosten für den Servicevertrag in Höhe von **33.081,- DM** angesammelt (Tab. 3.9)

Die bisherigen Betriebskosten machen in summa **234.348,50 DM** aus. Ergänzt um die Aufwendungen für die zusätzlichen Normaltransporte in Höhe von 119.550,– DM ergeben sich die systembedingten Kosten in einem Umfang von **353.898,50 DM**.

- **Telefonkosten**

Aus der Nutzung der Telefonleitungen zur Übertragung der Bilder resultieren Aufwendungen für Telefongebühren. Diese jedoch als kostensteigernde Elemente in die Berechnungen mit einzubeziehen würde diejenigen Telefonkosten außer acht lassen, die bei der Vorstellung von Patienten ohne Bildkommunikationssystem anfallen: Die vorstellende Klinik ruft zunächst an und versucht, den Zustand des Patienten und die vorliegende Bilddiagnostik wortreich, möglichst gut, zu beschreiben. Da dies (neurologischer Zustand, Bilddetails) i.d.R. schlecht gelingt, sind zahlreiche Zwischen- und Rückfragen notwendig, womit die telefonische Vorstellung eher länger als mit dem Bildtelefon dauert.

Mittels Bildtelefon wird nur kurz der Empfang der Bilder bestätigt. Im zweiten Gespräch werden die Bilder ausgewertet, wobei eine Entscheidung schneller als bei mündlicher Vorstellung getroffen wird. Bildkommunikationsvorstellungen werden allerdings telefonisch verlängert, wenn die Bilder unvollständig oder fehlerhaft übertragen sind. Andererseits kann auch ohne Bilddiagnostik das Telefongespräch sehr lange dauern, wenn es nicht gelingt, sich über den Patienten eine klare Vorstellung zu machen und durch längeres Hinterfragen aufscheinende, überflüssige Verlegungen nach Greifswald vermieden werden sollen. Dann erweisen sich oft mehrere Telefongespräche als erforderlich: zunächst mit Assistent, dann mit Oberarzt, noch älterem Oberarzt und schließlich noch Rückfragen beim Chef. Da sich diese Situation nicht in einer bestimmten Kostenwirkung darstellen läßt, sei hier auf die Einbeziehung der Telefonkosten verzichtet.

3.4.3
Ergebnis der Modellrechnung

Durch die bereits fünf Jahre andauernde Nutzung des Bildkommunikationssystems konnten in Mecklenburg-Vorpommern **fast 1,8 Mio DM an neurochirurgischen Behandlungskosten eingespart werden** (Tab. 3.10).

3.5
Abschlußbetrachtungen

Bildkommunikationssysteme sind nur eine andere Form des Transports von Daten. Die Wirtschaftlichkeit eines solchen Systems kann, wie dies in den bisherigen Ausführungen gezeigt wurde, nur im Vergleich zur bisherigen Form des Datentransports beurteilt werden. Die bisherige Form des Datentransports bestand aus einem Mix aus Transport des Patienten und Transport von Patientendaten (vgl. Abb. 3.5).

Mit der Ablösung beider Formen durch die Einführung der telekommunikativen Übermittlung von Patientendaten werden Kosteneinsparungen nicht spekulativ, sondern real. Diese Aussage gilt sowohl für den Transport wie auch für den Bereich der Behandlung. Mit steigendem Patientenaufkommen wird ein Bildkommunikationssy-

Tabelle 3.10: Ergebnisberechnung

	in DM
Einsparungen	
Notfalltransporte	
– Rettungshubschrauber	1.126.920,00
– Rettungswagen	351.460,00
Rückverlegungen neurochirurgisch behandelter Patienten	111.335,00
Bilder-Kurierfahrten	198.433,50
Rückverlegungen fehlgeleiteter Patienten	
– Sofortrückverlegungen	179.335,00
– nach Stabilisierung	154.300,00
Summe der Einsparungen	2.121.783,50
Zusätzliche Kosten	
Normaltransporte	119.550,00
Systemkosten	
– Gesamtinvestitionsvolumen	194.750,00
– Energiekosten	6.517,50
– Wartungs- und Instandsetzungskosten	33.081,00
Summe der Zusatzkosten	353.898,50
Ergebnis	**1.767.885,00**

stem selbst unter der Annahme konstanter Kosten im Krankentransportbereich auch bei immer kürzeren Distanzen wirtschaftlich. Da jedoch im Krankentransportwesen über die letzten Jahre hinweg ein kontinuierlicher Kostenanstieg zu beobachten war, wird sich ein Bildkommunikationssystem unter der Voraussetzung, daß diese Entwicklung auch weiterhin anhält, in immer kürzeren Zeiträumen als bisher amortisieren.

Ein Bildkommunikationssystem macht Sinn zwischen zwei Einrichtungen mit unterschiedlichem Versorgungsgrad. Nur bei einer solchen Konstellation kann davon ausgegangen werden, daß zwischen dem vorstellenden Arzt und dem Experten ein Kommunikationsbedarf besteht. Ein solches System vermag lediglich einen bestehenden Kommunikationsbedarf zu befriedigen. Illusionär wäre es,

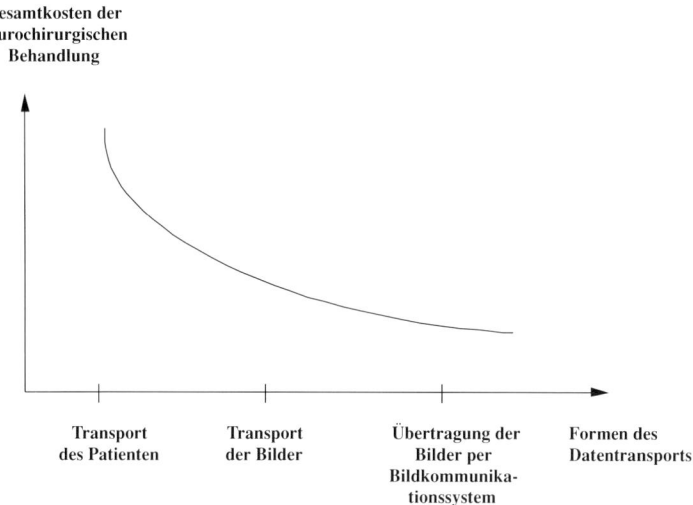

Abb.3.5: Entwicklung der Gesamtkosten der neurochirurgischen Behandlung in Abhängigkeit von der Form des Datentransports

davon auszugehen, daß mit der Installation eines solchen Systems neue Kommunikationswege eröffnet werden. Ein Bildkommunikationssystem ist nur ein Hilfsmittel, auf welches die Kommunizierenden, auch in der Medizin, zurückgreifen können und sollten!

3.6
Weiterführende Literatur

1. Becker, A.; L. Grünwoldt und Chr. Meinel (1996): Telemedizin. Neue Informations- und Kommunikationstechnologien im Gesundheitswesen. In: Management und Krankenhaus. (1996), Heft 10, S. 14-15.
2. Burchert, H. (1998): Die Wirtschaftlichkeit medizinischer Telekommunikationssysteme in der Neurochirurgie. In: Burchert, H. und Th. Hering (Hrsg.): Gesundheit und Ökonomie. Interdisziplinäre Lösungsvorschläge. Nomos: Baden-Baden 1998, S. 57-72.

3. Burchert, H.; J.-U. Müller, M. R. Gaab und A. Seeger (1997): Telekommunikation in der Neurochirurgie – wirtschaftliche Effekte nachweisbar. Ergebnisse der Kosten-Nutzen-Analyse am Beispiel Mecklenburg-Vorpommerns. In: krankenhaus umschau - Special Heft 11, 66. Jg. (1997), Heft 8, S. 20-22.

4. Deutsch, Chr. (1996): Hoffnungsträger Telemedizin – Entwicklungen und Projekte in Deutschland. In: krankenhaus umschau, 65. Jg. (1996), Heft 11, S. 787-793.

5. Hindel, R. und W. Preger (1988): Cost-effectiveness prospects of picture archiving and communication systems. In: Health Policy. (1988), Heft 9, S. 91ff.

6. Janssen, K. (1996): Telekonsultation spart im Krankenhaus Kosten. In: Krankenhaus Arzt, 69. Jg. (1996), Heft 11, S. 452-453.

7. Müller, J.-U. (1995): Telekommunikation in der Neurochirurgie: Anwendungen und Nutzen. Ein Beitrag zur „Community Medicine". Diss. Greifswald 1995.

8. o.V. (1987): Medkom: Modernste Kommunikationstechnik im Dienste der Medizin. In: Zeitschrift für das Post- und Fernmeldewesen. (1987), Heft 1, S. 28-31.

9. Müller, J.-U.; J. Piek und M.R. Gaab (1996): Telekommunikation bei akuten ZNS-Schäden. Deutsches Ärzteblatt, 44. Jg., Ausgabe A vom 1. November 1996, S. 2880-2881.

10. Ostheimer, E. und D. Schlaps (1989): Forschungsbedarf zu Bildarchivierungs- und Kommunikationssystemen (PACS) unter gesundheitsökonomischen Aspekten. 1989.

11. Puke, S. (1996): Investitionsplanung für Prozeßinnovationen. Eine Analyse am Beispiel von PAC-Systemen. Gabler: Wiesbaden 1996.

12. Schlüchtermann, J. und S. Puke (1992): Ökonomische Evaluierung eines PAC-Systems an der Universitätsklinik Münster. In: Veröffentlichungen des Instituts für Industrie- und Krankenhausbetriebslehre Münster. Nr. 32, Münster 1992.

13. Schulenburg, J.-M. Graf v.d. (1995): Ökonomische Evaluation telemedizinischer Projekte und Anwendungen. Nomos: Baden-Baden 1995.

4 Teleradiologiesysteme

4.1
Einleitung

Unter Teleradiologie versteht man im allgemeinen die Übertragung radiologischer Bilder von einem Platz zum anderen. Ein Bildarchivierungs- und Übertragungssystem (engl.: picture archiving and communications system, **PACS**) übernimmt die Übertragung, Archivierung und das Management der Bilder sowie der zugehörigen Daten und kann die Verbindung zu anderen Informationssystemen herstellen (7). Es gibt verschiedene Einsatzgebiete für Teleradiologiesysteme: die Verbindung zwischen zwei Kliniken, die zwischen einer Großgerätepraxis und einer zugehörigen Klinik oder einer radiologischen Praxis, einem Krankenhaus und privaten Anschlüssen oder Büros. Jedes dieser Einsatzgebiete stellt unterschiedliche Anforderungen an die eingesetzte Technologie und die Kommunikationswege.

Die einfachsten Teleradiologiesysteme gestatten lediglich eine begrenzte Bildqualität. Diese sind nur für eine vorläufige Ferninterpretation geeignet. Die endgültige Befundung muß anhand der Originalaufnahmen (Filme oder Monitor) erfolgen. Teleradiologiesysteme dieser Kategorie lassen sich problemlos aus Standard-PC-Bausteinen herstellen. Zur Bildakquisition kann hier eine Videokamera oder ein einfacher Durchlichtscanner verwandt werden.

Hochleistungssysteme gestatten die Bildübertragung in Befundungsqualität. Einsatzgebiete für diese hochauflösende Bildübertragung sind primär Intensivstationen, Notfallaufnahmen und kleinere Krankenhäuser ohne eigenen Radiologen, bei denen die Befundung durch einen zentral lokalisierten Spezialisten erfolgen kann. Der Vorteil liegt hier in der Zeitersparnis und der entfallenden Zweitbefundung. Ein weiteres Einsatzgebiet besteht im Einsatz als Referenzsystem, um bei schwierigen Entscheidungen ohne Zeitverzögerung eine Zweitmeinung einzuholen.

Ein solches System wurde im Frühjahr 1997 in Mecklenburg-Vorpommern erprobt. Das Projekt „Bild- und Befundkommunikation zwischen ärztlichen Einrichtungen verschiedener Fachrichtungen im realen Klinik- und Praxisbetrieb" wurde in Zusammenarbeit von drei bildgebenden Einrichtungen (2 radiologische Arztpraxen, 1 nuklearmedizinische Arztpraxis) und 13 Bildempfänger (7 Kliniken, 6 Arztpraxen der Fachrichtungen Allgemeinmedizin, Orthopädie und Urologie) durchgeführt und von der Fa. Rösler EDV betreut. Im Rahmen des Projektzeitraumes wurden hier 612 realisierte Verbindungen festgestellt. Dabei konnten 1.714 Bilder via **ISDN** übertragen werden. Das Netz wurde positiv von den beteiligten Einrichtungen ausgewertet und wird in den Grundzügen praktisch weitergeführt. Die Akzeptanz für eine weitflächigere Verbreitung der Ausgangsvernetzung war vorhanden, jedoch wirkten sich aktuelle Finanzierungsprobleme unter der Enwicklung der Honorarsituation der Ärzte des Jahres 1997 negativ aus. Außerdem wird diese qualitätssteigernde Möglichkeit der ärztlichen Kommunikation von den Kassen derzeit nicht unterstützt.

4.2
Aufbau eines Teleradiologiesystems

Ein Teleradiologiesystem besteht aus zwei oder mehr durch ein **WAN** (**W**ide **a**rea **n**etwork) miteinander verbundenen Bildarbeitsplätzen. Der Zweck dieses Systems ist die Übertragung digitaler radiologischer Bilddaten von einem Ort zum anderen über größere Entfernung hinweg. Die Daten können archiviert, als Hardkopie gedruckt und auf einer Workstation dargestellt werden. Bei der Einführung eines Teleradiologiesystems sind folgende vier Faktoren zu beachten (2):

Tabelle 4.1: Darstellung der Dateigröße und der notwendigen Übertragungszeit über unterschiedliche Netze ohne Berücksichtigung einer möglichen Datenkompression (mod. n. (1))

Bildart	MByte/ Bild	Bilder pro Unter- suchung	Übertragungsdauer in sec.		
			Telefon (9,6 KBit/ sec)	ISDN (128 KBit/ sec)	Ethernet (10 MBit/ sec)
CT (512 x 512 x 12 Bit)	0,5	30	13.017	983	12,6
MRT (256 x 256 x 12 Bit)	0,13	50	5.680	425	5,5
DSA (1.024 x 1.024 x 8 Bit)	1	20	17.476	1.311	16,8
Nuklearmed. Bilder (128 x 128 x 8 Bit)	0,016	26	364	27	0,3
Digitales Röntgenbild (2.048 x 2.048 x 10 Bit)	6	4	20.971	1.573	20,1
Gescanntes Röntgenbild (2.048 x 2.048 x 12 Bit)	6	4	27.962	2.097	26,8

- Beurteilung der Art der zu übertragenden Bilder hinsichtlich der erforderlichen Auflösung und der sich daraus ergebenden Daten- menge,
- Auswahl eines für diese Datenmenge kostengünstigen WAN,
- Entwurf der Architektur des Teleradiologienetzwerkes und
- Schulung der Mitarbeiter sowie Wartung des Netzwerkes.

Dem ersten Punkt kommt hierbei eine zentrale Bedeutung zu. Zur Veranschaulichung wurden die hier entstehenden Datenmengen in Tabelle 4.1 dargestellt. Nicht berücksichtigt wurde der Einsatz einer Datenkompression, die eine verlustfreie Reduktion der zu übertragen- den Datenmenge um den Faktor fünf bis zehn ermöglicht.

4.2.1
Standardisierung

Gegenwärtig stellt nicht die Lösung der digitalen Bildverarbeitung und -übertragung das Hauptproblem dar, sondern der Datenaustausch zwischen Geräten unterschiedlicher Hersteller und Entwicklungsgenerationen. Zusätzlich bereiten die verschiedenen Betriebssysteme/Plattformen Schwierigkeiten. Die dadurch verursachten Mehraufwendungen für individuell zu programmierende Schnittstellen erschweren die zügige Einführung solcher Systeme. Deshalb sollte bei der Neuinstallation von Großgeräten und Informationssystemen auf das Vorhandensein folgender Schnittstellen und Bildstandards Wert gelegt werden.

4.2.1.1
DICOM 3.0 (ACR-NEMA 93)

Im Jahre 1983 wurde durch das American College of Radiology (ACR) und die National Electrical Manufacturers Association (NEMA) begonnen, ein Schnittstellen- und Austauschprotokoll für medizinische Geräte zu entwicklen und zu definieren. Basierend darauf wurde 1985 der ACR-NEMA Standard 1.0 veröffentlicht, 1988 folgte die zweite Version mit Berücksichtigung der Netzwerkkommunikation. Die aktuelle Version 3.0 (DICOM 3.0) beinhaltet jetzt weitere Eigenschaften, wie den objektorienierten Ansatz und die Netzwerkunterstützung.

4.2.1.2
Health Level 7 (HL7)

HL7 wurde 1987 gegründet, um Standards für den elektronischen Austausch klinischer, administrativer und ökonomischer Daten zu entwickeln. Im Juni 1994 wurde HL7 durch das American National Standards Institute (ANSI) akkreditiert. HL7 ist inzwischen ein internationaler Standard zur Datenkommunikation im medizinischen Umfeld. Es optimiert den Datenaustausch zwischen verschiedenen

EDV-Systemen durch die Vereinheitlichung der Informationsbeschreibung und vereinfacht so die Integration der unterschiedlichen Abteilungssysteme im Krankenhaus.

4.2.1.3
H.320/T.120

Das H.320-Videokonferenzprotokoll legt den Standard für ISDN-Videokonferenzen fest. Verabschiedet wurde dieses Protokoll durch die International Telecommunication Union (ITU). H.320 ist nur eines aus einer Serie von „H"-Protokollen. Andere dieser Protokolle sind:

– die Datenprotokolle für Multimedia-Konferenz,
– der LAN-Videokonferenzstandard und
– der Analog-Videokonferenzstandard.

Bei Anschaffung eines Videokonferenzsystems ist die Erfüllung der Mindeststandards H.320/T.120 als Voraussetzung für einen Einsatz zwischen verschiedenen Systemen zu beachten.

4.2.2
Anforderungen an ein PAC-System

Eine moderne PACS-Lösung muß folgenden Anforderungen gerecht werden:

– Eignung des Bildsystems für alle medizinischen Bereiche,
– Verarbeitung von Einzelbildern in schwarz/weiß und farbig,
– Zusammenfassung von Einzelbildern in „Bildmappen",
– Direktübernahme von Filmsequenzen (z.B. Angiographie) in Originalqualität,
– dynamische Wiedergabe von Filmsequenzen/Simultanwiedergabe bis zu 50 Einzelbildern/Sekunde,
– hohe Bildauflösung (bis zu 2 k),
– offene Systemarchitektur (offene Einbindung von Verwaltungssystemen/Gestaltungsmöglichkeiten der Anzeigemasken),
– Import/Export für alle Bildformate,

– DICOM und ACR-NEMA-Kompatibilität,
– Ausbau- und Netzwerkfähigkeit,
– Nutzung verschiedener Betriebssysteme (DOS, WINDOWS 98, OS2, NOVELL, UNIX, Mac),
– Integrierbarkeit in jedes Praxis- und Klinikprogramm,
– Möglichkeiten der Dokumentenarchivierung.

4.2.3
Grundsätzliche Struktur

Ein PAC-System besteht aus den Komponenten Bildakquisition, Archivierung, Bildbearbeitung und Kommunikation.

4.2.3.1
Bildakquisition

Hier ist grundlegend zwischen der Übernahme **digital** vorliegender Bilddaten und **analog** vorliegenden Bildmaterials zu unterscheiden. Im **digitalen** Bereich existieren verschiedene Bildformate. Dabei kann innerhalb der EDV-Entwicklung von Standards ausgegangen werden, die ein PAC-System bei Bildaufnahme und -export beherrschen muß, wie z.B. TIFF, GIF, BMP, PCX, TGA und andere Formate. Bilder dieser Struktur sind in der Regel in die Bild-Archivierungssysteme direkt importierbar, indem diese Bildformate in das zugrunde gelegte Format des PAC-Systems konvertiert werden. Moderne medizinische Großgeräte (CT, MRT, DSA) verfügen über eine DICOM-Schnittstelle, die die direkte Übergabe der Daten an das PACS ermöglicht. Leider ist „DICOM nicht gleich DICOM". Einige Hersteller behalten sich Modifikationen dieser Schnittstelle vor, so daß man das Vorhandensein einer DICOM-Schnittstelle nachweisen lassen sollte. Dieses sollte durch die Forderung eines „DICOM Conformance Statement" der konkreten Maschine erfolgen. Eine Übersicht über Hersteller, die dieses Protokoll erfüllen, gibt die DICOM-Homepage des ACR (http://www.xray.hmc.psu.edu/dicom/dicom_home.html).

Analoge Bildsignale können von folgenden Geräten stammen: Videosignale von **Standard**-Videogeräten (z.B. Ultraschall, Video-Endoskopie, aber auch von allen anderen beliebigen Videogeräten in der Medizin bis hin zu digitalen Fotoapparaten). Die Formate sind hier z.B. PAL, SECAM oder NTSC. Die eintreffenden Bilder dieser Formate können durch entsprechende Video-Karten (Video-Grabber oder Video-Digitizer) meist leicht übernommen werden, so daß hier kostengünstige Bildplätze möglich sind. Ein digitaler Video-Aufnahme- und Befundplatz (z.B. Sonographie) ist damit bei einer Investition unter 20.000 DM installierbar.

Andererseits liefern insbesondere medizinische Großgeräte (CT, MRT, DSA, NUK) ohne DICOM-Schnittstelle **Nicht-Standard**-Videosignale. Diese sind meist herstellerdefiniert. Hier lösen die PAC-Systeme die Aufgabe der Datenübernahme durch die Zwischenschaltung sogenannter „Nicht-Standard-Grabber-Karten", die konkret auf das eintreffende Signal angepaßt (programmiert) werden und die Bilder im Originalzustand in das PAC-System und sein Grafikformat konvertieren. Diese programmierbaren Digitizer sind kostenaufwendiger. Trotzdem sind beispielsweise Übernahmeplätze von CT-Daten im Nicht-Standard ohne Langzeitarchivierung unter 30.000 DM möglich. Durch die begrenzte Kontrastbreite sind hier in der Regel nur 256 Graustufen darstellbar, die Bildtiefe wird auf 8 Bit reduziert (im Gegensatz zur 10 oder 12 Bit Bildtiefe des Originalbildes). Für die Archivierung ist dann eine mehrfache Speicherung in unterschiedlichen Fenstern (z.B. Knochen- und Weichteilfenster) notwendig.

Eine weitere Form der analogen Bildakquisition ermöglichen Bildscanner. Hiermit können konventionell Filme als auch Dokumente eingelesen werden. Den Film-Scannern kommt eine besondere Bedeutung zu. Einfache Scanner mit zusätzlichen Durchlichtaufsätzen (CCD-Chip-Technologie) im Kostenbereich um 1.000 DM sind auf die für bilderzeugende Einrichtungen ungeeigneten A4-Formate begrenzt. Trotzdem ermöglichen diese Geräte schon erstaunliche Ergebnisse, die einen Einsatz außerhalb der Primärbefundung gestatten. Filmscanner auf Basis der CCD-Technik werden am Markt auch für die größten Röntgenfilmformate angeboten. Hier muß man mit Kosten um 25.000 DM für diese Geräte rechnen.

Dokumentenscanner arbeiten ebenfalls auf CCD-Basis (schwarz/
weiß, grau oder farbig). Sie haben den Vorteil einer hohen Scanngeschwindigkeit. In Kombination mit einer automatischen Vorlagenzufuhr der Dokumente sind die erwähnten Lösungen zur digitalen Aufbereitung von Kartei-Archiven größerer Einrichtungen denkbar. Höchstqualität beim Digitalisieren von Filmen wird mit Scannern auf Lasertechnik erreicht. Hier werden die Bilder punktgenau über einen fokussierenden Laserstrahl abgetastet, so daß wegen fehlender Bildreflektionen oder Lichtüberschreitungen ein äußerst konturenscharfes Bild entsteht.

Marktführende Geräte bieten eine Bildqualität bis zu 12 Bit (4.096 Graustufen) und einer Bildauflösung von 1 K (1.024 x 1.024 Pixel) oder 2 K (2.048 x 2.048 Pixel) horizontal unabhängig von der Bildbreite (maximal 35 cm). Mittels Filmfeeder zur Stapel-Filmzufuhr wird die digitale Aufbereitung von Röntgen-Altarchiven möglich. Beim Scannen von Filmaufnahmen muß zwischen hochauflösenden (Mammographie, Lungenaufnahmen, Skelettaufnahmen) und niedrigauflösenden Bilder (CT, MRT) unterschieden werden. Entsprechend sollte die Auflösung des Scanners gewählt werden. Bei Übertragung über Telefonnetze muß ein Kompromiß zwischen gewünschter Auflösung und Dateigröße (Übertragungszeit) gefunden werden (vgl. Tab. 4.1). Eine Übersicht über empfohlene Auflösungen beim Scannen konventioneller Röntgenbilder gibt nachfolgende Tabelle 4.2.

4.2.3.2
Bildbearbeitung

Die nachträgliche digitale Bearbeitung von Bildern erweitert die Möglichkeiten der Befundung. Wichtig ist, daß „bearbeitete" Bilder als solche, also als nicht mehr im Rohbild-Zustand befindlich, erkennbar sein müssen.

Möglichkeiten der Bildbearbeitung sind unter anderen mehr:
- Optimierung (Kontrast und Helligkeit),
- Lupe und Zoom (beispielsweise Vergrößerungen bis zu 400 %),

Tabelle 4.2: Empfohlene Auflösungen beim Scannen konventioneller Röntgenbilder

Bildart	Auflösung in Linien per mm
Skelettaufnahmen	2,4 bis 3 (umgerechnet nach 4,5)
Lungenaufnahmen	2,5 (6)
Mammographie	8–18 (3)
CT/MRT	1,2–2,4

- Rotieren und Spiegeln,
- Filter (Kontrast, Highpass, Lowpass, Blur-Effekte, Reliefdarstellungen),
- Colorkonversionen,
- Vermessungen (Strecken, Winkel, Kreise, Flächen),
- Animationen (variable Geschwindigkeiten, individuelles Steuern),
- Rasterdarstellung und
- Subtraktionsdarstellungen im kardiologischen Bereich.

4.2.3.3
Archivierung

In die Netzstruktur der medizinischen Einrichtung sollte ein IMAGE FILE SERVER eingebunden werden, der alle aufgenommenen Bilddaten primär speichert. Dies ist heute über einen Personalcomputer auf Pentium II-Basis kostengünstig lösbar (Festplatte bis zu 40 GByte, Hauptspeicher 64 MByte oder größer, Prozessor z.B. P400 MMX, RAID-Technologie).

In der Planung des Bild-Netzwerkes sollten die anfallenden Bilddaten genau analysiert und der Umgang mit den anfallenden Bildmengen präzise geplant werden. Insbesondere im radiologischen Bereich, bedingt durch z.B. die hohen Mengen an Einzelbildern im CT-Bereich, ergibt sich die Notwendigkeit einer effektiven Lösung auf der Basis der für das jeweilige Auslagerungsmedium zutreffenden Datenmenge. (Zum Beispiel empfehlen sich automatisierte Auslagerungsläufe/Brennvorgänge auf CD nach 600 MB gespeicherten Bildinformationen.) Die Kompression von Bildern sollte keinen Qualitätsverlust in klinisch relevanter Form zur Folge haben.

Als Archivierungsmedien stehen Festplatten (Wechselplatten), MO-Laufwerke (magneto-optical-Disks), WORM-Laufwerke (write-once-read-many), CD-ROMs oder Image floppy disks zur Verfügung. Unter Berücksichtigung des Preis-Leistungs-Verhältnisses und der Datensicherheit sind CD-ROMs empfehlenswert. Bis zu 600 MB komprimierte Bilddaten (oder 2.000 Röntgenbilder) pro CD-ROM, der technische Standard der CD-Laufwerke, die hohe Langlebigkeit (40 Jahre – Herstellerangaben), der geringe Preis der Roh-CD's und die Optionalität zu den DVD's begründen dies. In Verbindung mit Jukeboxen lassen sich effektive digitale Langzeit-Archive planen. Eine PC-basierende Jukebox-Station einschließlich einer CD-Jukebox für 150 CD-ROMs, das entspricht einer speicherbaren Bilddatenmenge von ca. 100 GigaByte oder ca. 300.000 archivierten Röntgen-Einzelaufnahmen, läßt sich heute für unter 50.000 DM komplett installieren.

Die Zugriffszeiten auf die langzeitarchivierten Bilder sollte geringer als 20 Sekunden sein. Durch Verbindung des PACS mit Patientenbestellsystemem (Praxissoftware) kann hier eine vorausschauende Bildbereitstellung der terminierten Untersuchungen in einer Vorauswahl stattfinden, so daß in einer Arbeitsliste im Arbeitsspeicher die archivierten Vorbefunde für die Arbeit des Arztes direkt für die aktuelle Befundung vorliegen.

PAC-Systeme bieten vielfältige Möglichkeiten der Schlagwortsuche und entsprechenden logischen „und"/„oder"-Verknüpfungen, so daß ein Qualitätsgewinn der Befundung durch sehr schnelle Bildvergleiche möglich ist. Aus den Möglichkeiten der Erstellung von Suchprofilen resultieren Anwendungsfelder im wissenschaftlichen Bereich (z.B. die Verbindung mit Auslagerungsmöglichkeiten über Dia-Entwickler).

4.2.3.4
Kommunikation

Mittels modernen Telekommunikationsmöglichkeiten bieten einige PAC-Systeme optional zu nutzende Bild- und Befundsende- und

-empfangsmöglichkeiten an. Bei der Planung eines WAN sollte vor der Realisierung zunächst eine Analyse der zu übertragenden Informationsmenge stehen (s.a. Tab. 4.1). Entsprechend sollten die Übertragungsmedien gewählt werden. So kann beispielsweise über herkömmliche Telefonverbindungen die Übertragung einer kompletten CT-Untersuchung mehr als eine Stunde dauern. Entsprechend der Analyse ist das geeignete Netzwerk auszuwählen. Für Einzelvorstellungen reicht in der Regel die Nutzung der ISDN-Technologie mit Kanalbündelung aus. Übertragungsraten bis zu 256.000 Baud und Übertragungszeiten von 2–7 Sekunden je CT-Einzelbild sind dadurch möglich. Komplette CT-Sequenzen können dadurch in 3–9 Minuten übertragen werden.

Das im Abschnitt 4.1 erwähnte Telekommunikationsprojekt in Mecklenburg-Vorpommern setzte ausschließlich ISDN-Verbindungen mit Kanalbündelung ein. Dabei wurden mehr als 1.700 Bilder zwischen den 16 beteiligten Einrichtungen übertragen.

4.2.4
Hardware/System – ein Überblick

Grundsätzlich ist festzustellen, daß eine PACS-Lösung auf der Basis von Personalcomputersystemen möglich ist. In Deutschland ist eine Medizin-Geräte-Verordnung zu erwarten, die auch für den Bereich der medizinischen EDV zu veränderten Bedingungen führt. Das kann bedeuten, daß nur noch zertifizierte Komplettgeräte (Hardware und die geprüfte Software) in der medizinischen Anwendung erlaubt sind.

Folglich wird es bei den Anbietern einen Trend zu Standards geben, also zu komplett angebotenen Geräteplätzen im entsprechenden Nutzungsprofil. Diese Komplettgeräte müssen dann mit der Prämisse der Nutzung einer einheitlichen Patientendatenbank in die bestehenden Verwaltungsnetze eingebunden werden.

In Anbetracht des finanziellen Mittelbedarfs empfiehlt sich der sukzessive Aufbau eines modular installierbaren PAC-Systems. Bestandteile eines solchen Systems und ihre Funktion sind in Tabelle 4.3 zu finden.

Tabelle 4.3: Bestandteile eines modularen PAC-Systems und ihre Funktion

Systembestandteile	Funktion
ISDN-Server	Telekommunikation
Jukeboxstation	Verwaltung des digitalen Langzeitarchivs
Auslagerungsstation	automatisiertes Auslagern (z.B. „Brennen" der Bilddaten auf CD)
DICOM-Server	Übernahme von Bilddaten im DICOM-Format
Röntgenfilm-Scanner-Station	Scannen von Filmdokumenten
Analoge Videoaufnahmestation	z.B. Ultraschall-Bildaufnahme-Station
Nicht-Standard Videostation	nicht DICOM-fähige Geräteanbindung
Dokumenten-Aufnahmestation	Scannen von Dokumenten
Viewing-Station	Bildbetrachtung
Cardio Viewing-Station	Betrachtung von Filmsequenzen
Befundungsstationen	Befundung mit Monitoren in Befundungs-höchstqualität bis hin zur Multimonitorwand

Im folgenden wird nur auf einige Aspekte der Hardwarethematik eingegangen. Dabei werden PC-basierende PAC-Systeme im Mittelpunkt der Betrachtung stehen, da diese aufgrund geringer Anschaffungskosten und erfüllbarer Qualitätsansprüche eine weite Verbreitung finden werden.

4.2.4.1
Netzwerkplanung/Übertragungsmedien

In der Netzwerkplanung sind lokale (local area network, LAN) und großräumige Netzwerke (WAN) zu unterscheiden. LAN stellen ein Kommunikationsnetzwerk dar, bei denen die Kommunikationsgeräte physisch und logisch auf eng begrenztem Raum miteinander verbunden sind. Typische Beispiele sind die Vernetzung eines Büros, einer Klinik oder eines Krankenhauses. WAN hingegen sind Kommunikationssysteme, die sich über große räumliche Gebiete erstrecken. Häufig wird hierbei eine Kombination unterschiedlicher Datenübertragungsverfahren, angefangen von einfachen Koaxialkabeln über Glasfaserkabel, festinstallierte Hochgeschwindigkeitsnetzwerke, öffentliche Telefonverbindungen bis hin zu Funk- oder Satellitenverbindungen, eingesetzt. Die Verbindungen sind in der überwiegenden Zeit nur temporär, selten fest installiert. Klinik- oder Krankenhausinformationssysteme können integriert sein.

Bei der Installation eines LAN ist eine Übertragungsgeschwindigkeit von 100MBit/s empfehlenswert, welche durch entsprechende Auslegung aller Komponenten bis hin zum Übertragungsmedium (Kabel) und den Stationsanschlüssen erreicht werden kann. Bei älteren Netzen sollte eine Neuverkabelung durchgeführt werden, um dieser Anforderung gerecht zu werden. Bei der Einrichtung eines WAN ist von der anfallenden Datenmenge auszugehen. Aus Kostengründen wird man sich meist auf ISDN-Systeme mit Kanalbündelung beschränken müssen.

Den Standard bei Netzbetriebssystemen bilden zur Zeit NOVELL-NetWare in den Versionen 3.12, 4.01 oder 4.02. Zunehmend sind Netzsysteme unter WINDOWS-NT anzutreffen. In vielen Einrichtungen werden Netze auf der Basis von UNIX, aktuell in der Release 5.02, oder auch LINUX betrieben. Für das Bildmanagementsystem gilt, das PAC-Systeme ist in alle diese Netz-Topologien einzubinden. Für den Nutzer gibt es einen Arbeitsplatz mit der für seine Ansprüche optimierten Oberfläche.

Einige mögliche Netzwerktopologien für LAN sind:

- **Arcnet**
  Die Arcnet-Technologie ist die älteste und mit 2,5 MBit/s auch die langsamste Netzwerktechnik. Sie wird über RG62-Kabel entweder in Stern- oder Bustechnologie verwendet und hat bei heutiger Nutzung keine Bedeutung mehr.

- **Ethernet (ISO 8802/3-CSMA/CD – Carrier Sense Multiple Access with Collision Detection)**
  Diese Technik ist die sicherlich am weitesten verbreitete Technik für LAN. Mittels Ethernet werden über Koaxial- oder Twisted Pair-Kabel alle Stationen an einen Strang bei einer Maximallänge von ca. 200 m angeschlossen (Verlängerungen auf 1.500 m möglich über

Hubs, Switches usw.). Die theoretische Übertragungsrate von Ethernet liegt bei 10 MBit/s. Das Kommunikationsmedium, der sogenannte Bus, wird über ein Zuteilungsprotokoll (Media Access Control Protocol) unter den aktiven Teilnehmern aufgeteilt. Sendewillige Stationen warten hier auf ein Lücke im Datenstrom. Die Übertragungskapazität wird unter den Teilnehmern geteilt. Nachteilig wirken sich bei dieser Technologie sogenannte Paket-Kollisionen aus.

- **Fast Ethernet-Technologie**
  Aufbauend auf der Ethernet-Technologie wurde für Sternverkabelungen das Fast Ethernet entwickelt. Für jede angeschlossene Arbeitsstation wird ein Kanal oder ein Switch benötigt. Die Entfernung zwischen den Arbeitsstationen kann maximal 100 m betragen. Mit dieser Technologie ist eine Übertragungsgeschwindigkeit von 100 MBit/s möglich. Der optimale Standard wird auf Basis von Glasfaserverkabelungen erreichbar. Dieser Technologie gehört seitens der Ökonomie und der Leistungsfähigkeit die Zukunft in Hinblick auf die Belange der Bildverarbeitung.

- **Token Ring** (ISO 8802/5)
  Bei der Token Ring-Verkabelung werden alle Workstations in einem Ring verbunden. Die Datenpakete (Token) kreisen mit einer Geschwindigkeit von 20 MBit/s in diesem Ring und werden von der adressierten Arbeitsstation abgenommen. Im Gegensatz zum Ethernet ist mit dieser Technologie die Kollisionsgefahr der Datenpakete ausgeschlossen.

- **FDDI** (ISO 9314/2, Fibre Distributet Data Interface)
  Das schnelle Glasfasernetz mit Geschwindigkeiten von 100–140 MBit/s unterscheidet sich grundlegend vom Ethernet. Hier handelt es sich, wie bei Token Ring, um eine ringförmiges Netz. In zwei gegenläufigen Glasfasernetzen sind bis zu 1.000 Stationen auf einer Länge von max. 200 km aktiv verbunden. Von Vorteil ist das Vorhandenseins eines zweiten redundanten Ringes, der unabhängig vom primären Ring betrieben wird und eine deutliche Erhöhung der Datensicherheit ermöglicht. Das Senderecht wird durch die Weitergabe einer Berechtigungsmarke, des „Tokens" analog der Token Ring-Technolo-

gie dezentral gesteuert. Paketkollisionen sind ausgeschlossen. Es wird bevorzugt für Backbones verwendet. Jedoch sind hier sehr hohe Installationskosten einzuplanen.

- **ATM-Asynchrone Transfer Mode**

  Eine relativ neue Netzwerktechnologie, die von der Verkabelungsart unabhäng ist und Geschwindigkeiten von 25 MBit/s bis zu 155 MBit/s zuläßt, sind die Asynchrone Transfer Mode-Netze. Diese Netze arbeiten im asynchronen Transferverfahren (z.B. die digitalen Netze der TELEKOM). Der Betrieb eines ATM-Netzes ähnelt von der Funktionalität her einer Telefonvermittlung. Beim Aufbau einer Verbindung zwischen zwei Stationen wird ein Weg durchs Netz gesucht und die gewünschte Übertragungskapazität und das Betriebsmittel reserviert. Für die Dauer der Übertragung entsteht ein virtueller Datenkanal.

- **UNIX/ LINUX**

  Diese Netzbetriebssysteme gestatten ebenso den Einsatz von vernetzten PAC-Systemen. Die oft vorhandenen Terminals oder Netz-Terminals müssen gegen Terminal-PC's ausgetauscht werden, auf denen das PAC-System läuft. Über Terminal-Emulationsprogramme kann die Kompatabilität zwischen den verschiedenen Plattformen sichergestellt werden.

  Einen Überblick über wesentliche Eigenschaften ausgewählter Kabeltypen gibt die Tabelle 4.4.

4.2.4.2
Bildrechner/Server

Der jeweilige PC muß für sein spezifisches Aufgabengebiet konfiguriert werden. In der Regel sind heute an den PC mehrere Geräte angeschlossen oder in ihm integriert (SCSI-Festplatte, CD-ROM-Laufwerk SCSI, angeschlossene Scanner usw.). Man sollte sich deshalb für eine universell einsetzbare SCSI-Schnittstelle entscheiden (ein SCSI-Adapter für alle SCSI-Geräte).

Tabelle 4.4: Überblick über wesentliche Eigenschaften ausgewählter Kabeltypen

Parameter	Kabelart		
	Glasfaser 50 µm – 62,5 µm 125 µm	Koaxial 50, 75 oder 93 Ω	Twisted Pair 100, 120 oder 150 Ω
Netze	Ethernet Token Ring FDDI ATM	Ethernet Breitbandtechnik Terminals ARCnet TCNS	Token Ring ISDN FDDI ATM
Topologie	Stern, Bus, Ring, Baum	Bus, Stern, Baum	Bus, Baum, Stern, Ring
Übertragungsrate	2 MBit/s bis 155 MBit/s	10 MBit/s (50 Ω) ≤ 10 MBit/s (75 Ω) 100 MBit/s (93 Ω)	bis zu 155 MBit/s
Entfernung	2 km	200–500 m (50 Ω) 50 km (75 Ω) bis 300 m (93 Ω)	100–600 m (120 Ω) ISDN 600 m
Preis	hoch	niedrig – mittel sehr hoch (Breitband- technik 75 Ω)	niedrig – mittel

Für einen zentralen Bildserver empfiehlt sich die RAID-Technologie. Insbesondere wird dann eine hohe Datensicherheit erreicht, wenn bei Ausfall einer Festplatte in einem RAID5-System das System weiter lauffähig bleibt und die defekte Platte im laufenden Betrieb gewechselt werden kann. Der Einsatz eines RAID-Systems ist bei einer Festplattenkapazität > 4 GigaByte vorzusehen.

RAID-Level-Prinzipien
Es gibt unterschiedliche Stufen der RAID. Die Auswahl des geeigneten Levels hängt von einigen Fragen ab, wie:

– Wird Redundanz benötigt? Einige Anwendungen können einen hohen Datendurchsatz benötigen, aber brauchen keine Datenredundanz.

- Welches Level der Fehlertoleranz wird angefordert?
- Wieviel Speicherkapazität wird angefordert?

RAID 0 – Data Stripping using Block Interleaving – No Fault Tolerance

- In „Streifen" aufgeteilte Datenblöcke werden auf separaten Festplatten gespeichert.
- Erhöhter Datendurchsatz durch parallele Verarbeitung.
- RAID 0 bietet keine Datenredundanz.
- RAID 0 verbessert nur den Datendurchsatz, die Festplattenkapazität und Festplattenleistung.

RAID 1 – Disk Mirroring/Disk Duplexing

- Ein Duplikat der Speicherplatte wird automatisch und transparent erstellt.
- Daten sind anders als bei anderen Stufen wiederherstellbar, wenn ein Laufwerk ausfällt. Daten können wiederherstellbar sein, wenn beide Laufwerke ausfallen.
- Der größte Nachteil ist, daß nur die Hälfte der Festplattenkapazität für Speicherung genutzt wird.
- Das Verwenden von zwei Controllern (Duplexing) verringert die Ausfallgefahr weiter und kann den Datendurchsatz verbessern.

RAID 4 – Data Stripping mit eigenem Laufwerk für Paritätsinformationen

- Paritätsdaten werden auf einem Sicherheitslaufwerk abgelegt.
- Bei Ausfall einer Festplatte stehen Daten weiterhin zur Verfügung.
- Nutzungskapazität der Festplatte beträgt 80 %.
- Paritätslaufwerk kann Engpaß sein.
- Selten verwandt.

RAID 5 – Data Stripping mit verteilten Paritätsinformationen

- Optimaler Zugriff und optimale Auslastung der Festplatten.
- Sicherheit wie RAID 4.

Eine weitere Möglichkeit, eine hohe Datensicherheit zu erreichen, ist die Verwendung von gespiegelten Wechselplatten. Prinzipiell sollte sich der Nutzer einen zweiten Server als Ersatzgerät bereitstellen lassen, der zwischenzeitlich als Arbeitsplatz genutzt werden kann. Durch

eindeutige, vertraglich fixierte Vereinbarung ist heute ein Remote-Zu-
griff auf den Bildserver durch die betreuende Firma möglich. Für die
Größe der Arbeitsspeicher unter den Betriebssystemen WIN98 oder
WINDOWS-NT sollten 128 MByte als Ausgangsgröße gewählt werden.

4.2.4.3
Monitore

Unter Beachtung der Bildqualität und einer weitgehend ermüdungs-
freien Arbeit ist bei der Auswahl der Monitore besondere Sorgfalt
angebracht. Diese sollten grundsätzlich der schwedischen TCO92-
Norm genügen und entsprechend zertifiziert sein (abgelöste MPRII-
Norm für strahlungsarme Monitore). Die meisten Bildmanagement-
systeme arbeiten in einer Standardauflösung von 1.280 x 1.024 Pixel,
mindestens jedoch mit 1.024 x 768 Pixel und 64 K Farben bzw. 256
Graustufen. Für Befundungsplätze sollte die Installation eines Monitors in der Auflösung 1.600 x 1.200 Pixel erwogen werden.

Für die Bildqualität sind maßgebend:

- die Qualität des Originalbildes und die Art der Digitalisierung
  (Scanner, Video-Digitizer etc.),
- die Bildauflösung,
- die Bildwiederholfrequenz des Monitors,
- die Bildschärfe des Monitors,
- die Leuchtdichte des Monitors und
- die Kontrastdarstellung des Monitors.

„Je höher die Auflösung, desto besser die Bildqualität!" stimmt nicht
immer. Ein flimmerndes Bild auf dem Monitor, das z.B. im Zeilen-
sprung-(Interlanced-)Verfahren erscheint, ist nicht für die Befundung
geeignet. Die Bildwiederholfrequenz sollte in allen Auflösungen mindestens 60–72 kHz betragen. Die Bildschärfe kann an der Schriften-
darstellung beurteilt werden. Empfehlenswert sind Black-Matrix-
Röhren, die eine möglichst hohe Leuchtdichte aufweisen. Die Installation eines reinen schwarz/weiß-Monitors in der Größe 21" für qualitativ anspruchsvolle Befundplätze, an denen nie mit Color-Bildern

gearbeitet wird, ist zu erwägen. Hier gibt es auf dem Markt Geräte, die in Leuchtdichte, Kontrast, Auflösung höhere Standards möglich machen, als die meisten üblichen Color-Monitore. Solche Monitore in der Bildschirmgröße 21" sind unter 7.000 DM erhältlich.

Standards für die Bildschirmgröße sollten sein:

- Röntgenfilm-Befundarbeitsplatz   21"
- Ultraschall-Befundung   15" ausreichend
- View-Bildbetrachtung   15"/ 17"
- Sonstige   15"

Die Darstellung der Bildqualität wird natürlich primär von der Grafikkarte beeinflußt. Für eine Auflösung von 1.600 x 1.200 Pixeln (und höher) sind Spezialkarten erforderlich. Man beachte, daß Herstellerangaben für die Leuchtdichte (z.B. 200 Candela) für das neue Gerät zutreffend sind, aber die Bildröhre diesen Wert nach relativ kurzer Zeit nicht mehr halten kann.

Die aktuelle Entwicklung bei den Flachbildschirmen ist beachtenswert, zumal man bei einem PAC-System eine „Monitorwand", bestehend aus 4 oder 6 Monitoren für Bildvergleiche (CT-Bereich) und Röntgendemonstrationen, in den Angeboten der Systeme vorfindet und auch in der Nutzung befindlich ist. Heute halten die Flachbildschirme aber einem Kostenvergleich mit herkömmlichen Monitoren in vergleichbarer Größe noch nicht stand. Das gilt insbesondere für die zur Bildbefundung sinnvollen Bildröhren in der Größe von 21". Hier muß die technische Entwicklung abgewartet werden.

4.2.4.4
Datenfernübertragung

Datenfernübertragung ist über Modems möglich. Hier erreicht man eine maximale Übertragungsrate von 28.800 Baud. In der Übertragungszeit äußert sich dies darin, daß eine Datenmenge von 150 kB bei einer Rate von 9.600 Baud in ca. 150 sek., bei einer Rate von 28.800 Baud in ca. 60 sek. übertragen wird. Wesentlich bessere Ergebnisse erzielt man mit einer ISDN-Verbindung. Im Vergleich zur Nutzung eines Modems sind bedeutend schnellere Datenübertragungen erreichbar. Eine 150 kB-Bilddatei wird schon bei der Nutzung eines Kanals in ca. 21 sek., bei der Nutzung der Kanalbündelung in ca. 12 sek. und bei der Nutzung von 2 ISDN-Karten mit Kanalbündelung in ca. 6 sek. übertragen. Damit ergibt sich, daß heute eine ISDN-Datenübertragung der Standard für telemedizinische Lösungen sein sollte. Wir empfehlen die Installation eines eigenständigen NTBA-Anschlusses ausschließlich für die Datenübertragung in Kanalbündelung. Hierdurch können Probleme mit den vorhandenen, sehr unterschiedlichen Telefonanlagen, die z.T. nicht die volle ISDN-Norm unterstützen, vermieden werden.

Dieses Prinzip wurde von uns auch bei dem erwähnten Telekommunikationsprojekt in Mecklenburg-Vorpommern eingehalten. Alle Teilnehmer erhielten mit Unterstützung der TELEKOM ISDN-Anschlüsse.

4.2.5
Datensicherheit

Bei eingesetzter digitaler Bildverarbeitung sollte der Nutzer einen sehr hohen Standard in der Datensicherheit anstreben. Die PAC-Systeme bieten unterschiedliche Sicherungskonzepte an. Zu beachten sind unter anderem:

– Servicesicherheit im Hardware- und Softwarebereich (Investitionssicherheit),
– gesicherter ständiger Zugriff auf alle Bilddaten,
– Mehrfachabsicherung bei der Langzeitarchivierung unabhängig von technischen Entwicklungen,
– Datensicherheit bei der Bildkommunikation über Telekommunikation.

Servicesicherheit beim Nutzer beinhaltet insbesondere die Zusammenarbeit mit kompetenten Partnern. Es sollte durch vertragliche Vereinbarungen erreicht werden, daß eine ständig lauffähige Anlage vorhanden ist. Hier sind vor allem auch Hardwareentscheidungen notwendig (Nutzung der RAID-Technologie). Durch Mehrfachsicherungen der Bildbestände auf den Auslagerungsmedien kann man eine höhere Sicherheit als bei der Nutzung eines herkömmlichen Bildarchivs erreichen. Es können beispielsweise primär tägliche Datensicherungen auf Streamern stattfinden. Bei der Langzeitarchivierung auf dem Auslagerungsmedium sollten nicht nur die Bilder und Patientendaten archiviert werden, sondern ebenso der aktuelle, diese Bilder betreffende Software-Status, so daß jede Archiv-CD „stand-alone"-lauffähig ist, d.h., daß auch bei stark veränderter Software oder bei Systemwechsel ein problemloser Zugang zu jeder Archiv-CD gewährleistet bleibt. Der Nutzer braucht lediglich einen PC mit heutigem CD-Laufwerk-Standard vorzuhalten. Bei der Langzeitarchivierung sollten außer der Arbeits-Archiv-CD zwei zusätzliche CD's erstellt werden, die unterschiedlich sicher aufbewahrt werden, so daß trotz Widrigkeiten, wie Katastrophen oder Einbrüche, immer noch ein Zugriff auf die Bilder und Befunddaten, z.B. über eine zusätzlich in einem Bankschließfach befindliche „stand-alone-CD", möglich ist.

Bei der Telekommunikation sollten die Bilddaten grundsätzlich verschlüsselt übertragen werden. Eine Variante besteht darin, daß die Gegenseite nur die Bilder mit der gleichen Software erhalten kann, da sich beide Seiten einer Verbindung durch den Austausch von internen Schlüsselnummern verständigen und nur bei deren gegenseitiger Akzeptanz eine Verbindung zustande kommt. Es sollten nur geschlossene Benutzergruppen über den Vermerk der autorisierten Stellen (Schlüsselnummern) existieren, so daß eine versehentlich falsche Wahl einer Empfangsstelle durch einen Mitarbeiter nicht zu einer Fehlsendung führen kann. Jegliche Mail in- oder Mail out-Aktivitäten müssen in Protokollen gespeichert bleiben, auch bei nicht zustande gekommenen Verbindungsversuchen in der Sendung oder externer Anwahlversuche. Auch hierfür existieren in Deutschland keine grundsätzlichen Datenschutzbestimmungen als Ausgangspunkt einer technischen Lösung. Die hier erwähnten Stichpunkte orientieren sich an den gesetzlichen US-Standards.

4.3
Gesetzliche Grundlagen

Die Grundlagen der Bildarchivierung sind in der RöV enthalten. Der Landesausschuß Röntgenverordnung hat am 20./21.11.1996 in München beschlossen, die nach § 28 Abschnitt 5 RöV definierten Anforderungen für die Archivierung bei digitalen Verfahren mit ionisierender Strahlung nicht mehr anzuwenden. Damit ist die direkte, digitale Archivierung erlaubt. Die Aufbewahrungsfrist laut RöV liegt weiterhin bei 10 Jahren. Auch die Sonderregelungen, wie z.b. in der Pädiatrie, Strahlentherapie und berufsgenossenschaftlichen Fragestellungen, bleiben laut BGB mit 30 Jahren Aufbewahrungsfrist bestehen.

Das bedeutet, daß bei den digitale Bilder erzeugenden Maschinen der Einsatz eines PAC-Systems gesetzlich geregelt ist. Selbstverständlich muß eine Schnittstelle zum weiterhin vorhandenen Imager vorhanden sein, d.h. jederzeit muß aus dem digital archivierten Bild ein Film rekonstruierbar sein.

Zusammengefaßt bedeuten diese Vorschriften:

1. Die Aufbewahrungsfrist beträgt bei Bildern zur Diagnostik 10 Jahre.
2. Die elektronische Aufzeichnung auf Langzeitdatenträgern ist erlaubt.
3. Die direkte digitale Archivierung ist erlaubt.
4. Röntgenfilme, die durch Direktfotografie (herkömmliche Röntgentechnik) entstanden sind, können bei sofortiger elektronischer Aufbewahrung erst nach 3 Jahren entsorgt werden.

Im Dokumentenbereich, der juristisch abgesicherten Urkundensicherheit gescannter Dokumente, gibt es leider in Deutschland derzeit keine gesicherten gesetzlichen Grundlagen. Hier besteht eine Grauzone. Der Umgang mit den Dokumenten ist durch die ärztliche Berufsordnung hinsichtlich Aufbewahrungsfristen, Zuständigkeiten usw. geregelt. Den Autoren ist derzeit nicht bekannt, daß es gerichtliche Vergleichsurteile gibt, die ausdrücklich gescannte medizinische Dokumente zur beruflichen Nutzung verbieten. Die Originaldokumente sollten weiterhin archiviert werden. Die Effekte in der täglichen Arbeit ergeben sich im digitalen Bereich aber auch dadurch, daß nicht mehr täglich die oft dezentral verschiedenen Handakten benötigt werden, sondern alle Bilddaten und auch die digital vorliegenden Dokumente an allen Bildarbeitsplätzen zur Verfügung stehen.

4.4
Vor- und Nachteile einer PC-orientierten Bildmanagementlösung

Die Einbindung der Telemedizin- oder Teleradiologiesysteme in bestehende Informationssysteme birgt eine Reihe von Vorteile, aber auch Gefahren. Neben den schon in den Abschnitten 1 bis 3 dieses Buches aufgezeigten Verbesserungen der Patientenversorgung und den dabei gleichzeitig erreichten erheblichen finanziellen Einsparungen ermöglicht dieses Verfahren die patientenzentrierte Archivierung der Krankenakte, d.h. alle vorliegenden Dokumente eines Patienten sind unabhängig vom Entstehungsort in kürzester Zeit zugänglich. Somit entfällt der zeit- und kostenaufwendige Transport der Akten und Bilder, das Risiko des Verlustes der Originaldokumente wird reduziert, und es kann innerhalb einer Einrichtung schnell und unkompliziert eine Zweitmeinung eingeholt werden.

Zusätzlich können hierdurch problemlos Bilddaten und Dokumente digital archiviert werden, die aus juristischen oder organisatorischen Gründen beim Patienten verbleiben müssen. Für spätere Nachuntersuchungen oder wissenschaftliche Auswertungen stehen diese dann zur Verfügung. Jeder, der nur einmal eine retrospektive Untersuchung vorgenommen hat, wird diesen Vorteil zu würdigen wissen.

Zusätzlich ergeben sich aus der PACS-Technologie weitere positive Effekte, die nicht in Zusammenhang mit einer telemedizinischen Anwendung stehen, hier aber kurz erläutert werden sollten.

4.4.1
Einsparungen in der Datenarchivierung

Beim praktischen Kalkulieren über die weiterhin als Hardcopy herzustellenden Filmmengen (DLR, CT, MRT, DSA) kommt man auf Größenordnungen von 60–70 % der Filmmenge, die nur noch digital vorzuliegen braucht und nur im Bedarfs- und Einzelfall aus der digitalen Archivierung nachträglich als Film entwickelt werden muß (vgl. Abschnitt 4.3 „Gesetzliche Grundlagen"). Dadurch minimieren sich die Archivierungs- und Archivpflegekosten:

- geringerer Raumbedarf für das Archiv,
- geringerer Personalaufwand für das Suchen und Wegsortieren des Archivmaterials,
- Minimierung des Archivierungsmaterials um 60–70 % (Tüten, Aufkleber),
- Wegfall der Wiederbeschaffungskosten von Bildmaterial.

Beim Einsatz im DLR, CT, MRT und DSA ergibt sich eine entsprechende drastische Minimierung der Film- und Entwicklungskosten durch eine mögliche Reduzierung der Filmherstellung. In Kostenanalysen einer bilderzeugenden Einrichtung, z.B. einer radiologischen Arztpraxis, errechnet man Kostenanteile für die Bildarchivierung von mindestens 10–15 % der Gesamtkosten (fixen Kosten, Materialkosten, Archiv- und Personalkosten). In der Einsparung von Filmkosten, Archivkosten und Personalkosten für die Organisation der Bildarchive liegen die sofort sichtbaren Einsparungspotentiale.

Die PACS-Technologie erfordert natürlich in den Einrichtungen oft ein massives Umdenken und Umorganisieren jahrzehntelang gewohnter Arbeitsabläufe und -strukturen. Und nur dadurch lassen sich Kosteneinsparungen realisieren. Es besteht fortan ein einheitliches Archiv für alle Bilder. Auf telefonische Anfragen kann sofort reagiert werden, da Bild und Befund unmittelbar sichtbar sind. Eine fehlerhafte Archivierung wird ausgeschlossen, da die Archivierungs- und Patientendaten aus den Praxis- oder Klinikverwaltungssystemen übernommen werden. Dadurch entfällt eine Mehrfachpflege der Patientendaten durch den Datenaustausch zu Drittprogrammen.

Selbst Fremdbefunde sind archivierbar (Fremdbilder, die per ISDN eingetroffen sind oder herkömmlich vorliegen, werden in das einheitliche Archiv integriert).

4.4.2
Verbesserung der Kommunikation

Die **ABAAA**-Regel ist durchsetzbar - **A**lle **B**ilder **A**n **A**llen **A**rbeitsplätzen. Mehrfachaufnahmen werden reduziert. Die digital vorhandenen Bilder und Befunde können nach Entscheidung des Bildgebers dem Bildempfänger per ISDN oder klinikinternem Netz direkt nach der Befundung zugesandt werden. Für wissenschaftliche Auswertungen kann man eine freie Auswahl von Suchkriterien und Schlagworten zur Sortierung des Archivs (Bildvergleich) nutzen. Import und Export von Bildern aus und in andere Programme werden möglich.

4.4.3
Vorteile im Bildbearbeitungsbereich

Die Bilder können digital nachbearbeitet werden. Die Strahlenbelastung der Patienten wird verringert. Die Diagnostik wird verbessert durch:

- Ausschnittsvergrößerung,
- vielfältige Filtermöglichkeiten,
- Vermessungsfunktionen,
- Rasterdarstellungen (Bildvergleich, Histologie),
- Drehen/Spiegeln der Bilder,
- Color-Konvertierung der Grau-Bilder,
- Helligkeits- und Kontrastveränderungen.

4.4.4
Vorteile im Bildbefundungsbereich

Bilder können in die Befundschreibung übernommen werden. Insbesondere in den Kliniken kann man im Rahmen der Einführung eines PAC-Systems die vorhandenen Krankenakten-Archive mittelfristig über Dokumentenscanner digitalisieren, womit alle Karteien patientenbezogen im einheitlichen Archiv enthalten sind. Hier gibt es positive Erfahrungen von mittelgroßen Häusern. Eine 300-Betten-Klinik konnte innerhalb eines Jahres sowohl das Kartei-Altarchiv als auch alle aktuellen Patienten-Karteien mittels Dokumentenscannern in das einheitliche Bildarchiv übernehmen, womit die Karteien sofort an allen Bild-Arbeitsplätzen verfügbar sind. Gleichzeitig wurde das Film-Altarchiv über Filmscanner digitalisiert mit dem Vorteil, daß das herkömmliche Archiv, das laut RöV entsprechend lange weiter vorhanden sein muß, kaum noch für die tägliche Arbeit benutzt wird.

4.4.5
Sonstige Vorteile

Nicht zu unterschätzen sind die ökologischen Vorteile durch den Wegfall des Chemiebedarfs bei bedeutend geringer werdenden Filmherstellungen (CT, MRT, DSA, DR). Beliebige Reproduktionen in Originalqualität sind möglich. Die Beweisführung des Krankheitsverlaufes wird erleichtert. Moderne PC-orientierte PACS-Lösungen liefern Schnittstellen zu den in der Regel vorhandenen Praxis- und Klinikmanagementlösungen. Dabei ist eine Kooperation mit diesen Systemen nicht notwendig. Individuell können gewünschte Stammdaten den archivierten Bildern zugeordnet werden (Grabben der Bildschirminhalte).

Auch spezielle Wünsche der Nutzer können erfüllt werden. So kann man heute zum Beispiel durch eine Aufrüstung handelsüblicher Laserdrucker eine Ausdruckqualität für Bilder von 4.800 dpi kostengünstig erreichen. Die Druckkosten pro Seite liegen bei 0,08 DM, während für einen Film 6–8 DM veranschlagt werden müssen. Auch dies stellt eine kostengünstige Möglichkeit der Befundweitergabe an Dritte dar, falls noch keine modernen Telekommunikationsanschlüsse existieren bzw. man nutzt diese Druckbilder zur Nutzung in der überweisenden Stelle.

4.4.6
Verminderte räumliche Auflösung

Die technischen Grenzen erreichen PAC-Systeme in der Wiedergabe hochauflösender konventioneller Röntgenbilder. Die begrenzte Auflösung (max. 2 k) und die schon oben erwähnte Abnahme der Leuchtstärke der Monitore mit zunehmender Nutzungsdauer zeigen die Grenzen solcher Systeme.

4.5
Marktübersicht über ausgewählte vergleichbare Produkte

Tabelle 4.5: Marktübersicht über ausgewählte, vergleichbare Produkte

	MEDIMAGE	KAMEDIN-PC	WINPAX	Mediphone	Othello / Othello TR/ DICOM-Explorer	Chili®
Hardware-Plattform	PC	PC	PC	PC	PC	SGI 02; PC unter Linux
Hardware-voraussetzung	Intel Pentium DX 16 MB RAM DOS 3.3	ISDN-Karte mit NDIS-Treiber oder Netzwerkkarte	Intel Pentium 200 MHz 64 MB RAM	Intel Pentium 233 MHz 32 MB RAM; Intel ProShare; ELTEC PCI Frame Grabber; 3Com PCI	Intel Pentium 200 MHz 64 MB RAM, ISDN-Karte	SGI 02: 96 MB RAM Pentium II 200 MHz, 64 MB RAM, mind. 1 GB freie Speicher-kapazität
Betriebssystem	MS-DOS, Windows 95	Windows NT	Windows NT	Windows 95 Windows NT	Windows 95 Windows NT	IRIX (SGI-Unix) Linux (PC-Unix)
Datenüber-nahme CT	DICOM oder Framegrabber	DICOM	DICOM	möglich	DICOM	DICOM, proprie-tere Lösungen möglich
MRT	DICOM oder Framegrabber	DICOM	DICOM	möglich	DICOM	DICOM, proprie-tere Lösungen möglich
DSA	DICOM oder Framegrabber	nein	DICOM	möglich	DICOM	DICOM, proprie-tere Lösungen möglich
Ultraschall	DICOM oder Framegrabber	DICOM	DICOM, analog DICOM mit Framegrabber	möglich	DICOM	DICOM, proprie-tere Lösungen möglich

	MEDIMAGE	KAMEDIN-PC	WINPAX	Mediphone	Othello / Othello TR DICOM-Explorer	Chili®
Gamma-Kamera	DICOM oder Framegrabber	nein	DICOM, analog DICOM mit Framegrabber	möglich	DICOM	DICOM, propirietere Lösungen möglich
andere	Shimazu-Geräte mit eigener Schnittstelle, Scanner, File-Import	keine Angaben	keine Angaben	Netzwerk, Video	DICOM oder proprietär	keine Angaben
Videosignale Standard-Video-VHS	ja	nein	ja	ja	ja	ja
S-VHS	ja	nein	ja	ja	ja	ja
PAL	ja	nein	ja	ja	ja	ja
NTSC	ja	nein	ja	ja	ja	ja
SECAM	ja	nein	ja	ja	ja	auf Anfrage
andere	non Standard bis 130 MHz	nein	keine Angaben	keine Angaben	non Standard Video, High Resolution Video	digitales Video nach CCITT
Farbbildaufnahme	ja	nein	ja	ja	ja	optional
Sequenzaufnahme	ja	ja (außer Video)	ja	nein	nein	optional
Einstellmöglichkeit	ja	nein	ja	ja	nein	ja

	MEDIMAGE	KAMEDIN-PC	WINPAX	Mediphone	Othello / Othello TR / DICOM-Explorer	Chili®
Helligkeit	ja	nein	ja	ja	ja	ja
Schärfe	ja	nein	nein	ja	ja	ja
Kontrast	ja	nein	ja	ja	ja	ja
Farbsättigung	ja	nein	ja	ja	ja	ja
Scanner	ja	nein	ja	ja	ja	
Schnittstellen	TWAIN, LUMISYS	–	alle mit Twain-Schnittstelle	mit SCSI oder Parallelschnittstelle	TWAIN, SCSI	SCSI, Impressario
Max. Auflösung	4 x 4 K (ca. 5 lp/mm)	–	abhängig vom Scanner		abhängig vom Scanner, keine Softwarelimitation	abhängig vom Scanner, keine Software-limitation
Max. Bildgröße	35cm Breite, Länge beliebig	–	4 x 4 K	keine Angaben	abhängig vom Scanner	abhängig vom Scanner, keine Softwarelimitation
Graustufen-auflösung	12 Bit	–	keine Angaben	8–16 Bit	12 Bit	
Rö-Bildscanner	alle mit TWAIN-Schnittstelle, alle LUMISYS-Produkte	–	keine Angaben		z.B. VIDAR	VIDAR-Familie, HOWTEK; nach Anforderung
Dokumenten-scanner	ja	–	ja, 600 x 600 dpi	768–576 Pixel	ja	möglich
Vermessung	ja		ja	nein	ja	

	MEDIMAGE	KAMEDIN-PC	WINPAX	Mediphone	Othello / Othello TR / DICOM-Explorer	Chili®
Distanzmesung	ja	ja	ja	nein	ja	ja
Winkelmessung	ja	nein	ja	nein	ja	ja
Volumenberechnung	nein	nein	nein	nein	nein	nein
Dichtebestimmung	ja	ja	ja	nein	ja	ja
Bildarchivierung	ja	nein	ja	ja	ja	ja
Medium	CD-ROM bevorzugt, andere möglich		CD-ROM, WORM	CD, Brennen von CDs möglich	Externer Speicherdienst Telepaxx, Interne Archive CD-ROM, DLT	DICOM Archive CD-Jukebox
Datenkompression	Faktor 50 verlustfrei	nur zur Datenübertragung	möglich, nicht obligat	Faktor 18	Faktor 2–3, verlustfrei	Faktor 2–9
Anzahl CT-Bilder pro 100 Mbyte	570		keine Angaben	3.300	200 unkomprimiert 500 komprimiert	200–2.000 (512 x 512 x 16 Bit)
Digitale Eingangsformate DICOM ab Version 3.0	3.0	3.0	1.2	3.0	Zahlreiche proprietere Formate auf Anfrage, 30	ACR-NEMA 1.0
TIFF	ja	ja	ja	ja	ja	ja
GIF	ja	nein	ja	ja	nein	ja
BMP	ja	nein	ja	ja	nein	ja
PCX	ja	nein	ja	ja	nein	ja

	MEDIMAGE	KAMEDIN-PC	WINPAX	Mediphone	Othello / Othello TR / DICOM-Explorer	Chili®
PPM	nein	nein	nein	nein	nein	ja
PGM	nein	nein	nein	nein	nein	ja
JPEG	ja	nein	ja	ja	ja	ja
TGA	ja	nein	nein	nein	nein	ja
Papyrus	nein	nein	ja	nein	nein	optional
andere	ACR-NEMA, CCITT	keine Angaben				SOMATOM; MAGNETOM, GENESIS; PICKER; BRUKKER; andere auf Anfrage, OCR-Modul für autom. Texterkennung in Videobildern möglich
Internes Datenformat	DICOM, TIFF mit angehängten Patientendaten, D/A JPEG bei Kompression für Farbe und Grau, CCITT bei s/w-Scans von Dokumenten	keine Angaben	DICOM	eigenes zugriffsgeschütztes Bildformat – Blockmode –	DICOM 3.0	PIC-Format (Erweiterung des DICOM-Standards für Datenschutz, Datensicherheit, Telekonferenzen u.ä.)
Exportformat DICOM	3.0	3.0	ab 1.2	3.0	3.0	3.0

	MEDIMAGE	KAMEDIN-PC	WINPAX	Mediphone	Othello / Othello TR / DICOM-Explorer	Chili®
TIFF	ja	ja	ja	ja	ja	ja
GIF	ja	nein	ja	ja	nein	ja
BMP	ja	nein	ja	ja	nein	ja
PCX	ja	nein	ja	ja	nein	ja
PPM	nein	nein	nein	nein	nein	ja
PGM	nein	nein	nein	nein	nein	ja
JPEG	ja	nein	ja	ja	nein	ja
TGA	ja	nein	nein	nein	nein	ja
Papyrus	nein	nein	ja	nein	nein	ja
andere	ACR-NEMA	keine Angaben		keine Angaben	nein	auf Anfrage
Bildfernüber-tragung, Modem	ja	ja (benötigt TCP/IP-fähige Vollduplex-verbindung	nein	ja	nein	ja
ISDN	ja	ja	ja	ja	ja	ja
andere	LAN, WAN	LAN, WAN, Internet	Funktelefon	keine Angaben	LAN, WAN, Intranet	
Videokonferenz	ja	nein	optional	ja	nein	ja
verwandt. Protokoll	keine Angaben	nein	keine Angaben	H.320, T.320, H.323	keine Angaben	Eigenentwick-lung

	MEDIMAGE	KAMEDIN-PC	WINPAX	Mediphone	Othello / Othello TR / DICOM-Explorer	Chili®
Datensicherheit Verfahren	Handshake-Verfahren mit 12stelligem Code	keine Angaben	Router mit Firewall	Codierung MDES/ RSA, IP-Adresse oder ISDN-Nr. im Programm compiliert	Public-Key-Verschlüsselung, Authentifizierung, digit. Signaturen, Checksummen, loc. Verschlüsselung entspr. dem Datenschutzkonzept nach Empfehlung des BSI, EU, BDSG, IuKG, SiG	Public-Key-Verschlüsselung, Authentifizierung, digit. Signaturen, Checksummen, loc. Verschlüsselung entspr. dem Datenschutzkonzept nach Empfehlung des BSI, EU, BDSG, IuKG, SiG
Datenausgabe Rö-Filmbelichter	ja	nein	ja, wenn DICOM-fähig	nein	ja	ja
Videoprinter	ja	nein	ja	ja	ja	ja
Monitor	ja	ja	ja	ja	ja	ja
Laserprinter	ja	ja	ja	ja	ja	ja
Videosignal	ja	nein	nein	ja	nein	ja
Diskette	ja	ja	ja	ja	nein	ja
Diabelichter	ja	nein	ja	nein	ja	optional
Service, Fernwartung	ja	nein	ja	ja	ja	ja

	MEDIMAGE	KAMEDIN-PC	WINPAX	Mediphone	Othello / Othello TR / DICOM-Explorer	Chili®
Update	ja	keine Angaben	ja	ja	ja	ja
Ersatzgerät innerhalb 24 h	mit Vertrag	keine Angaben	mit Vertrag	ja	Abhängig vom Wartungsvertrag	ja
Garantiedauer	12 Monate	keine Angaben	12 Monate	12 Monate	12 Monate	6 Monate
Aufpreis für 12 Monate	–	keine Angaben	–	–	–	10% d. Listenpr.
24 Monate	verhandelbar	keine Angaben	5% d. Listenpr.	12% d. Listenpr.	je nach Vertrag	15% d. Listenpr.
36 Monate	verhandelbar	keine Angaben	9% d. Listenpr.		je nach Vertrag	18% d. Listenpr.
Ansprechpartner	rösler edv 17087 Altentreptow Klatzow 14a Tel. 03961/215150	ZGDV-Zentrum f. Graphische Datenverarbeitung Rundeturmstr. 6 64283 Darmstadt	MDS Medical Diagnostic Systems Vertriebs GmbH Beethovenstr. 3 74909 Meckesheim Tel. 06226/921112	Medibyte GmbH Hauptstr. 103b 65375 Oestrich-Winkel Tel. 06723/918415	DIGITHURST Bildverarbeitungssysteme GmbH, Wasserrunzel 5, 91186 Büchenbach Tel. 09171/9671-0	Steinbeiß-Transferzentrum Medizin-Informatik, Im Neuenheimer Feld 69120 Heidelberg Tel. 06221/64113

4.6
Glossar

ACR/NEMA   American College of Radiology/National Electri-
                  cal Manufacturers Association: Komitee, dessen
                  Arbeitsgruppen sich mit Entwicklung eines
                  Standards für die digitale Bildaufnahme und
                  Kommunikation in der Medizin beschäftigen
                  (ACR-NEMA-Standard, s.a. DICOM).
ANSI   American National Standardization Institute
bidirektional   Kommunikation über einen Kanal, die in beiden
                  Richtungen möglich ist.
BMP   Bitmap
CT   Computer Tomographie
DICOM   Digital Imaging and Communications in Medici-
                  ne: Vom ACR/NEMA-Komitee entwickelter Stan-
                  dard für die digitale Bildaufnahme und die Kom-
                  munikation in der Medizin. Im Moment in der
                  Version DICOM 3.0 vorhanden.
DR   Digitale Radiographie
DSA   Digitale Subtraktions-Angiographie: Bildgeben-
                  des Verfahren zur Darstellung der Blutgefäße.
HIS   Hospital Information System (siehe KIS)
HIPACS   Hospital Integrated Picture Archiving and Com-
                  munication System: System, in dem KIS, RIS und
                  PACS integriert sind. Es stellt dem Benutzer eine
                  integrierte Umgebung zur Verfügung, in der er
                  Zugriff auf alle Systeme hat.
HL7   Health Level 7: Herstellerunabhängiges Übertra-
                  gungsprotokoll für den Datenaustausch zwischen
                  Informationssystemen im Gesundheitswesen.
ISDN   Integrated Services Digital Network: Von der
                  CCITT (Comité Consultatif International Télégra-
                  phique et Téléphonique) festgelegtes Protokoll
                  zur digitalen Datenübertragung. Es stehen zwei
                  Datenkanäle mit je 64 kBit/s und ein Steuerkanal
                  mit 16 kBit/s zur Verfügung.

ISO/OSI	International Standardization Organization/ Open System Interconnection
ISO/OSI Referenzmodell	Von der ISO/OSI entwickeltes Rahmenmodell für die Kommunikation in offenen Systemen. Es sieht eine Aufteilung der Kommunikation in sieben Ebenen vor.
KIS	Krankenhausinformationssystem
LAN	Local Area Network: Netzwerk für die lokale Kommunikation.
MEDICOM	Medical Image Communication: Europäisches Äquivalent zum amerikanischen DICOM-Standards mit geringen Änderungen.
MRT	Magnetresonanztomographie
Multimedia	Integration unterschiedlicher Systeme mit unterschiedlichem Datenmaterial (Bilddaten, Textdaten, Patientenstammdaten, Untersuchungsergebnisse, Sprache...).
NEMA	National Electronic Manufacturers Association: Vereinigung der amerikanischen Elektrogerätehersteller. Arbeiten an der Entwicklung des DICOM-Standards mit.
NTBA-Anschluß	ISDN-Amtsleitung
NUK	Nuklearmedizinische Kamera: System zur Diagnostik mit Hilfe radioaktiver Isotope.
OSI	Open Systems Interconnect Reference Model: 7-schichtiges Modell zum Datenaustausch durch die ISO definiert.
PACS	Picture Archiving and Communication System: System, das für die Archivierung und Kommunikation des Bildmaterials einer Klinik zuständig ist.
PET	Positronen-Emissions-Tomographie: Bildaufnahmeverfahren, das für Funktionsuntersuchungen geeignet ist.
RAID	Redundant Array of Inexpensive Disks
Remote-Zugriff	Fernwartungszugriff

RIS	Radiologieinformationssystem: Informationssystem für Radiologieabteilungen zur Unterstützung der organisatorischen, administrativen und medizinischen Aufgaben in dieser Abteilung.
Server	Computer, der auf Anfragen von einem Client wartet und diese dann ausführt. Es gibt Server die rechenzeitaufwendige Operationen ausführen oder die Dienste wie einen File- oder Printserver zur Verfügung stellen.
TCP/IP	Transfer Control Protocol/Internet Protocol: Herstellerunabhängige Protokollfamilie, die für die Kommunikation zwischen unterschiedlichen Rechnerarchitekturen eingesetzt wird (basierend auf Schicht 3 und 4 des ISO/OSI-Referenzmodells).
Ultraschall	(englisch: Ultrasound) Bildaufnahmeverfahren mit äußert geringer Belastung des menschlichen Körpers. Basiert auf Aussendung von Schallwellen und deren Reflexion.
TWAIN	Toolkit Without An Interesting Name: standardisierte Software-Schnittstelle, die zur Übergabe von Scan-Daten an Anwendungsprogramme dient. Unterstützen Scanner und Programm den Twain-Standard, kann ein Scan-Vorgang direkt aus der Anwendung heraus erfolgen.
WAN	Wide Area Network: Weitverkehrsdatennetzwerk.

4.7
Literaturverzeichnis

1. Batnitzky S, Rosenthal SJ, Siegel EL, Wetzel LH, Murphey MD, Cox GG, et al. Teleradiology: an assessment. Radiology, 1990; 177:11-17.
2. Dwyer SJ, Stewart BK, Sayre JW, Honeyman JC. PACS mini refresher course. Wide area network strategies for teleradiology systems. Radiographics, 1992; 12:567-576.
3. Funke M, Hermann KP, Breiter N, Hundertmark C, Sachs J, Gruhl T, et al. [Digital storage phosphor mammography in a magnification technic: experimental studies for spatial resolution and for detection of microcalcifications]. Rofo Fortschr Geb Rontgenstr Neuen Bildgeb Verfahr, 1997; 167:174-179.
4. Jonsson A, Laurin S, Karner G, Herrlin K, Hochbergs P, Jonsson K, et al. Spatial resolution requirements in digital radiography of scaphoid fractures. An ROC analysis. Acta Radiol, 1996; 37:555-560.
5. Murphey MD, Bramble JM, Cook LT, Martin NL, Dwyer SJ. Nondisplaced fractures: spatial resolution requirements for detection with digital skeletal imaging. Radiology, 1990; 174:865-870.
6. Seeley GW, Fisher HD, Stempski MO, Borgstrom M, Bjelland J, Capp MP. Total digital radiology department: spatial resolution requirements. AJR Am J Roentgenol, 1987; 148:421-426.
7. Tangalos EG. The future of telemedicine: here and now. Internist Berl, 1996; 37:10-2, 16.

5 Weitere Entwicklungsrichtungen

Trotz der jetzt noch bestehenden Hindernisse für eine breite Einführung der medizinischen Telekommunikation ist mit einem endgültigen Durchbruch innerhalb der nächsten Jahre zu rechnen. Dabei ist anzunehmen, daß innerhalb der Kliniken Hochgeschwindigkeitsdatennetze installiert werden. Die Kommunikation zwischen verschiedenen Einrichtungen und niedergelassenen Ärzten werden aber auch weiterhin über normale Telefonverbindungen abgewickelt, wahrscheinlicher jedoch durch einen flächendeckenden ISDN-Einsatz. Zwischen verschiedenen Krankenhäusern kann noch der Einsatz von Bündel-ISDN geprüft werden, da diese Einrichtungen meist über mehrere Anschlüsse verfügen. Mit einer schnellen Anbindung auch nur der Kliniken an Hochgeschwindigkeitsnetze ist in absehbarer Zeit nicht zu rechnen, da der klinische Bedarf und der daraus resultierende Nutzen solche Investitionen in keiner Weise rechtfertigen würde.

Die Einbindung ambulanter Praxen wird vermutlich in mehreren Phasen eines allmählichen Wachstums erfolgen. Zunächst muß jedoch eine deutliche Bewegung der Soft- und Hardwarepreise nach unten erfolgen. Hier ist ein denkbarer Preisbereich für die Softwarelösung bei ca. 1.000,– DM anzusetzen. Reine Telemedizinsysteme werden sich in Zukunft nicht durchsetzen. Hierzu ist die Anwendungshäufigkeit zu gering. Optimal sind dabei Verfahren, die sich in bestehende Praxissysteme nahtlos eingliedern lassen, z.B. als Baustein einer digitalen Bildverwaltung. Technisch ist dabei lediglich eine Aufrüstung der vorhandenen Personalcomputer mit einen Modem oder einer ISDN-Karte notwendig, wodurch sich die Hardwarekosten weiter reduzieren lassen. In der zweiten Phase werden dann interessierte Fachpraxen aus dem Versorgungsgebiet schrittweise eingegliedert. Hier ist nach anfänglichen Schwierigkeiten mit einer zunehmenden Eigendynamik des Systems zu rechnen.

Außerdem wird diese nahtlose Integration die bestehenden Hemmschwellen und die Berührungsangst weiter abbauen, denn in diesen Systemen ist das Versenden eines Befundes genauso simpel wie das Ausdrucken eines Rezeptes oder das Erstellen einer Abrechnung.

Die Entwicklung der Übertragungsgeschwindigkeit wird nicht von der technischen Leistungsfähigkeit der Computer abhängen, sondern ausschließlich von der Möglichkeit einer kostengünstigen Datenübertragung. Somit sollte bei der Weiterentwicklung auf den Einsatz hochwertiger, leistungsfähigerer Kompressionsverfahren gesetzt werden. Ein weiterer Fortschritt ist in diesem Zusammenhang durch die vollständige Digitalisierung der medizinischen Geräte zu erwarten. Hier gehen die Erwartungen dahin, daß der Austausch der Urdaten (ähnlich wie bei KAMEDIN versucht) über hausinterne Netze und weiter über integrierte Schnittstellen auch nach außen erfolgen kann. Informationsverluste werden damit vermieden und eine Bildaufbereitung durch den Spezialisten wird möglich. Der gegenwärtig hohe Zeitbedarf für das Einscannen und Aufbereiten der Bilder wird spürbar reduziert.

Es ist zu erwarten, daß sich die telemedizinischen Anwendungen aus dem Notfallbereich weiter in Richtung Diagnostik und Konsil verlagern werden. Hier bestehen erhebliche Einsparreserven, die durch eine bessere organisatorische Vorbereitung auch zu einer erheblichen Reduzierung der stationären Betreuung, d.h. eine Konzentration auf die eigentlichen Aufgaben der Behandlung, führen werden. Damit wird durch ein solches System die engere Verzahnung von stationärer und ambulanter Betreuung forciert sowie ein kleiner Schritt zur Umstrukturierung unseres starren, zweigleisigen Gesundheitssystems zu einer effizienten, schlanken und vor allem für die Patienten nutzbringenden Einheit getan.

Diese neuen Medien eignen sich hervorragend für die Verbesserung der ärztlichen Aus- und Weiterbildung. Eine engere Verbindung zwischen Klinik und niedergelassenen Ärzten und ein engeres Heranrücken an die Universitäten ist hier möglich.

6 Folgerungen für Politik, Kassen und Ärzte

Die Folgerungen müssen an den Hindernissen ansetzen, welche sich in den Diskussionen um die Einführung von Telekommunikationssystemen in der Medizin zeigen. Unseren Erfahrungen nach hat sich die fehlende Zuständigkeit zur Finanzierung solcher Systeme als das Haupthindernis herauskristallisiert. Gerade in Zeiten steigender Gesundheitskosten sollte nicht nur nach Möglichkeiten zur Kostensenkung durch Leistungseinschränkungen gesucht, sondern sich bietende Gelegenheiten zur echten Ersparnis geprüft werden.

Entscheidende Voraussetzung für eine flächendeckende Einführung solcher Systeme ist die Klärung der Finanzierung der Investitionskosten, der laufenden Betriebskosten sowie Fragen der Abrechnung. Andererseits müssen ein allgemeingültiges Bildübertragungsprotokoll unter Berücksichtigung des Datenschutzes festgelegt und haftungsrechtliche Aspekte geklärt werden. Erst dann kann die flächendeckende Einführung von Bildtelefonen stufenweise erfolgen.

6.1 Finanzierung von Bedarfsbeurteilung, Investitions- und Betriebskosten

Obwohl, wie gezeigt, die Einführung eines Bildkommunikationssystems neben einer Vielzahl positiver medizinisch-ethischer Effekte auch beträchtliche Kosteneinsparungen zur Folge hat, lassen die

Krankenversicherungsträger bisher kein Interesse an einer solchen Neuerung erkennen, da sie nominal für derartige Investitionen nicht zuständig sind. Problematisch daran ist, daß sich diejenigen Akteure im Gesundheitswesen, welche im besonderen Maße im Lichte der öffentlichen Kritik stehen, Möglichkeiten gegenüber verschließen, die nachweislich zu einer deutlichen Reduzierung von Krankentransportkosten und Fehlbelegungen führen. Dabei kann davon ausgegangen werden, daß sich die Investition binnen Jahresfrist amortisiert und somit keine Kostenneutralität, sondern eine wirkliche Kostenersparnis eintritt. Die Forderung nach der Finanzierung von Bildkommunikationssystemen in den Einrichtungen des Gesundheitswesens ist daher vordergründig an die Krankenversicherungsträger und Berufsgenossenschaften als Nutznießer und erst sekundär an die Kostenträger der Einrichtungen bzw. an den Staat als Kostenträger der Investitionen zu richten.

Bei einem eindeutig nachgewiesenen medizinisch-ethischen wie auch ökonomisch sinnvollen Bedarf muß eine Form der Finanzierung einerseits für die Investitionskosten und andererseits für die Betriebskosten gefunden werden. Von uns wird folgende Variante vorgeschlagen: Für die Bereitstellung der Investitionsmittel wäre entweder der Krankenhausträger oder der Krankenversicherungsträger zuständig. Die Mittel dafür sollten bezogen auf die Träger nicht mittels einer Vorfinanzierung, sondern einer Umverteilung der eingesparten Transportkosten und Kosten für Fehlbelegungen aufgebracht werden. Da diese Einsparungen jedoch erst über den Zeitablauf zu erwarten sind, ist ggf. eine Zwischenfinanzierung durch einen Leasinggeber zu wählen. Die Betriebskosten einschließlich der Re-Investitionskosten sind in den Pflegesatz oder die Fallpauschale aufzunehmen.

Da neben den unmittelbaren Effekten der Kostenersparnis für die Kostenträger auch eine Reihe von Vorteilen für die Einrichtungen selbst zu beobachten sind, sollten die anwendenden Kliniken in die Finanzierung eingebunden werden. Die über das Bildtelefon quasi ständige Verfügbarkeit von Expertenwissen hat für die Ärzteschaft in den erstbehandelnden Einrichtungen Lerneffekte zur Folge. Dies wiederum führt zur Erweiterung des Leistungsangebots und somit zur Imagesteigerung, was unseres Erachtens eine Beteiligung an der Finanzierung derartiger Systeme rechtfertigt. Gleiches gilt für die Häuser, welche die Träger des Expertenwissens sind. Insofern sie bedingt durch den geringen Kommunikationsaufwand ihr Wissen kostengünstiger am „Markt" anbieten können, erlangen sie gegenüber anderen Einrichtungen einen Wettbewerbsvorteil. Zugleich tritt eine weitergehende Profilierung des Hauses ein.

6.2
Leistungsabrechnung

Fragen zur Abrechnung der im Rahmen der Bildkommunikation erbrachten ärztlichen Leistungen treten sowohl auf der Seite der vorstellenden Einrichtungen als auch im beratenden Zentrum auf. Die ärztlichen Leistungen in den vorstellenden Einrichtungen, die sich als eine Nachfrage nach Beratung darstellen lassen, könnten abrechnungstechnisch wie eine Briefschreibung oder eine schriftliche Patientenvorstellung gehandhabt werden. In die Abrechnung der vorstellenden Einrichtungen sollte ein noch zu ermittelnder Anteil der Investitionskosten einfließen, über welchen eine Re-Finanzierung der Systemkosten möglich wäre.

Auf der Seite des Referenzzentrums hingegen bedarf es zur Beantwortung dieser Frage einer genaueren Betrachtung. Auf den ersten Blick bietet sich an, den anfragenden Einrichtungen gegenüber die erbrachten Leistungen, z.B. in Form einer pauschalen Beratungsgebühr, in Rechnung zu stellen. Ein wesentlicher Nachteil dieser Lösung besteht darin, daß von den vorstellenden Einrichtungen die Möglichkeit der Bildkommunikation zum größten Teil auch deshalb angenommen wird, weil sie kostengünstiger als die Versendung der Bilddiagnostik mit einem Kurier ist. Die unmittelbar zahlungswirksamen Aspekte werden höher bewertet, als die damit auch erreichbare Verbesserung verschiedener medizinisch-ethischer Effekte. Dies war insbesondere der Grund dafür, daß das Interesse der peripheren Häuser stark zurückging, als die Mainzer Klinik für ihre Dienste im Rahmen der Telekonsultation eine Gebühr erhob. In der Konsequenz hat dies zum Zusammenbruch des Netzwerkes geführt. Demgegenüber betreffen das Referenzzentrum die Aufwendungen für die Bearbeitung der Anfragen sowie die Versicherung gegen Risiken aus der Entscheidung. Die hier zu betrachtende Aufwendung ist die Inanspruchnahme der Arbeitszeit, wenn davon auszugehen ist, daß eine durchschnittliche Telekonsultation einen Zeitbedarf von 30–45 Minuten hat. Während die Bearbeitung der Anfragen im Anfangsstadium durch das vorhandene Personal erfolgen kann, ist bei starker Zunahme von Anfragen eine Personalaufstockung ratsam. Am Beispiel der Greifswalder Neurochirurgie zeigt sich, daß die Beratungsleistung als kostenlose Serviceleistung angeboten werden kann. Dafür spricht einerseits die Tatsache, daß bisher kein zusätzliches ärztliches Personal eingestellt werden mußte. Andererseits hat dieser Service ein höheres Patientenaufkommen zur Folge, was sich für die Klinik in Form einer höheren Auslastung rechnet.

Bei starker Inanspruchnahme des Bildkommunikationssystems wäre zu überlegen, ob nicht der ökonomische Erfolg einer höher ausgelasteten oder sogar extensiv erweiterten Zentraleinrichtung bei gleichzeitiger Erweiterung des Personals einen weiteren Verzicht auf die Erhebung einer Beratungsgebühr rechtfertigt. Bezogen auf die Nutzung des Systems hat sich das Angebot der kostenlosen Beratungen als nachhaltig förderlich erwiesen.

6.3
Juristische Aspekte

Beim Einsatz von Bildkommunikationssystemen muß gesichert sein, daß die Haftung aus der Beratung auch von der Versicherung des Hauses gedeckt wird. Hierfür spricht, daß die absolute Zahl der Kontaktaufnahmen/Beratungen nicht wesentlich zunimmt und die Rechtssicherheit durch die Bilddiagnostik wesentlich höher ist.

Allerdings ist zu klären, ob Telekonsile haftungsrechtlich der übrigen ärztlichen Tätigkeit gleichzusetzen sind. Bei Telekonsilen ist der beratende Arzt auf die durch den vorstellenden Arzt getroffene Auswahl der relevanten Befunde angewiesen. Eine direkte Möglichkeit zur Nachprüfung besteht nicht. Daher muß hier eine eindeutige Festlegung der juristischen Verantwortung vorliegen.

Problematisch ist auch der unbedingte Schutz der sensiblen Patientendaten. In diesem Punkt ist eine enge Zusammenarbeit mit den regionalen Datenschutzbeauftragten notwendig.

6.4
Normierung

Große Vorsicht ist bei den gegenwärtigen Bemühungen großer Unternehmen geboten, diesen Zukunftsmarkt durch firmeninterne Standards zu monopolisieren. Generell sollten Firmen, die sich weigern, ihre Schnittstellen zu standardisieren oder wenigstens diese offenzulegen, von der Auswahl ausgeschlossen werden. Daher richtet sich eine weitere Forderung an die Politik und an die Anbieter von Telekommunikationssystemen. Die Installation von Insellösungen kann – bedingt durch mögliche Inkompatibilitäten der verschiedenen Systeme – zur Abschottung der Regionen untereinander führen. Dies zeigt sich insbesondere darin, daß bisher einer schnellen und flächendeckenden Einführung der Telemedizin eine Anarchie bei den Übertragungsprotokollen gegenübersteht.

Unserer Kenntnis nach existieren derzeit in Deutschland wenigstens acht verschiedene, nicht kompatible Systeme. Grundvoraussetzung für eine kostengünstige Einführung ist jedoch ein einheitliches Übertragungsprotokoll, welches auch die Kommunikation zwischen Geräten verschiedener Hersteller ermöglicht. Dabei bewegen sich die Preise derzeit im Bereich von etwa 5.000 DM (low cost-Systeme) bis zu mehr als 100.000 DM für ein in der Bundeswehr eingesetztes System (Preis pro Terminal).

Bei einer flächendeckenden Nutzung mit einem geschätzten Bedarf von 5.000 Terminals werden sich die Preise pro Terminal dann im Bereich eines gehobenen Personalcomputers bewegen (s. Kapitel 5) und das oben angesprochene Leasingmodell zu ihrer Finanzierung überflüssig machen.

6.5
Stufenweise Einführung

Die Einführung von Bildkommunikationssystemen im Gesundheitswesen hat unseres Erachtens in drei Phasen zu erfolgen:

1. Vernetzung der Einrichtungen in ländlich strukturierten Regionen,
2. in Ballungszentren und
3. Hinzunahme der niedergelassenen Ärzteschaft.

Vor der flächendeckenden Einführung derartiger Systeme besteht ein
dringender Klärungsbedarf, wann und unter welchen Bedingungen
ein solches System als wirtschaftlich anzusehen ist. Einen eindeutigen
Nachweis des Nutzens der Telemedizin konnten wir für das Spezial-
fach Neurochirurgie in einem überwiegend ländlich strukturierten
Gebiet, wie der Region Mecklenburg-Vorpommern, erbringen. Auf der
Grundlage dieser Ergebnisse halten wir eine rasche Einführung derartiger Systeme in allen vergleichbaren Regionen der Bundesrepublik
Deutschland für sehr sinnvoll, ja notwendig.

Bei dicht besiedelten Ballungszentren liegen bisher noch keine
Erkenntnisse über Bedarf und Faktoren der Wirtschaftlichkeit vor.
Daher sollte umgehend eine Analyse mit projektbegleitender wissen-
schaftlicher Betreuung in einer Region wie Berlin oder eines Teils des
Ruhrgebiets durchgeführt werden, bei der die Studienkosten durch
eine gemeinsame Finanzierung der Krankenversicherungsträger und
Berufsgenossenschaften bereitgestellt werden. Auf der anderen Seite
sollte aber auch das wissenschaftliche Interesse durch eine anteilige
Finanzierung, z.B. durch die Deutsche Forschungsgemeinschaft oder
Forschungsministerien, für die Auswertung der erhobenen Daten
zum Ausdruck kommen. Denkbar ist auch, die Deutsche Telekom AG
und andere private Telekommunikationsanbieter für eine anteilige
Finanzierung zu gewinnen.

Völlig ungeklärt ist derzeit der Bedarf zur Kommunikation mit
und zwischen den niedergelassenen Ärzten. Ein denkbares Modell
wäre hier die Integration der Praxen in bestehende Kliniknetze, was
auch die Zusammenarbeit von klinisch tätigen und niedergelassenen
Ärzten fördert. Daher sollte hier zur Klärung des Bedarfs analog zur
Fragestellung der Ballungszentren verfahren werden. Sinnvoll er-

scheint vor allem die Integration diagnostischer Fachpraxen (z.B. Radiologen), wo Daten mit z.T. akutem Entscheidungsbedarf anfallen (z.B. Frage der sofortigen Einweisung bei dringlich operationsbedürftigem Befund). Eine entsprechende Erweiterung erfolgt bei uns derzeit, wobei die niedergelassenen Ärzte die Geräte selbst finanzieren. Ein Beispiel hierfür sind die sehr guten Erfahrungen mit einer radiologischen Fachpraxis/Schnittbildzentrum in Stralsund.

Autoren des Bandes

Burchert, Heiko

Dr. rer. pol., Dipl. Ing. oec., geb. 1964, Wissenschaftlicher Assistent an der Rechts- und Staatswissenschaftlichen Fakultät der Ernst-Moritz-Arndt-Universität Greifswald, Lehrstuhl für Allgemeine Betriebswirtschaftslehre und Betriebliche Finanzwirtschaft, insbesondere Unternehmensbewertung.

Arbeits- und Forschungsgebiete: Allgemeine Betriebswirtschaftslehre, Betriebliche Finanzwirtschaft, Gesundheitsökonomie, insbesondere Ökonomie der Telemedizin sowie der Rehabilitation.

Gaab, Michael Robert

Univ.-Prof. Dr. med. habil., geb. 1947, Ärztlicher Direktor des Universitätsklinikums und Direktor der Klinik und Poliklinik für Neurochirurgie der Ernst-Moritz-Arndt-Universität Greifswald.

Arbeits- und Forschungsgebiete: Minimal invasive Neurochirurgie, Endoskopische Neurochirurgie, Computergestützte Neurochirurgie, Zerebrale Durchblutungs- und Hirngefäßchirurgie, Intrakranielle Druckdynamik, Neuromonitoring.

Müller, Jan-Uwe

Dr. med., geb. 1966, Assistenz-Arzt an der Klinik und Poliklinik für Neurochirurgie der Ernst-Moritz-Arndt-Universität Greifswald.

Arbeits- und Forschungsgebiete: Telemedizin, Neurotraumatologie mit Schwerpunkt Neuromonitoring, Liquorzirkulationsdiagnostik.

Rösler, Detlev

Dipl.-Math., Dipl.-Ing. (FH), geb. 1952, Inhaber der Firma rösler edv, Altentreptow.

Arbeitsgebiete: Vertrieb von EDV-Anlagen (Ambulanzsysteme, Facharztkomplettlösungen und PAC-Systeme) einschließlich Konzeption, Installation, Betreuung, Schulung und Praxismanagement.

Nicht zuletzt möchten sich die Herausgeber sehr herzlich bei Frau K. Redieske, dafür bedanken, daß sie während der gesamten Zeit der Entstehung des Bandes die einzelnen Beiträge Korrektur gelesen hat. Ihre Hinweise waren für uns eine wertvolle Unterstützung.

Anhang

Argumente für die Einführung von Bildkommunikationssystemen

- Verringerung von Fehlverlegungen
- Reduzierung von Transportkosten
- Entlastung des Rettungsdienstes von Sekundärtransporten
- Vermeidung von Transportkomplikationen
- Zeit- und Kostenreduktion bei Patientenvorstellungen
- bessere Planbarkeit der klinischen Abläufe
- Entlastung der Notaufnahme- und Intensivkapazität von nicht indizierten Verlegungen
- bessere Abstimmung der präoperativen Diagnostik zwischen den beteiligten Einrichtungen
- Verkürzung der Zeitspanne zwischen Diagnosestellung und Therapie
- unmittelbare OP-Vorbereitung
- schnellere Rückverlegung der Patienten durch die Möglichkeit der telemedizinischen Verlaufskontrolle
- Verkürzung der Verweildauer der Patienten in den kostenintensiveren Einrichtungen
- schnellere Verlegung der Patienten in Rehabilitationseinrichtungen
- territoriale Ausdehnung des Versorgungsgebietes
- Kompetenzerhöhung durch bessere Zusammenarbeit von Einrichtungen verschiedener Versorgungsstufen

- schnellere Verfügbarkeit einer Referenzmeinung bei schwierigen Entscheidungen
- juristisch einwandfreie Behandlungsablehnungen

Argumente gegen die Einführung von Bildkommunikationssystemen

- ungeklärte Finanzierung der Investitions- und Betriebskosten
- mögliche Datenschutzprobleme
- Abhängigkeit in der Befunderhebung vom vorstellenden Partner (klinische Beschreibung)
- geteilte Kompetenz bei der Indikationsstellung
- ungeklärte juristische Verantwortung der kommunizierenden Partner
- derzeit kein einheitlicher Übertragungsstandard